Duftführer

Eine Beschreibung von über 90 ätherischen Ölen, ihrer Wirkung und praktischen Anwendung

von Dr. med. Beate Rieder und Fred Wollner

Inhalt

Vorwort ... 3
Was sind ätherische Öle? ... 4
Geschichte der ätherischen Öle ... 5
Eigenschaften ... 6
Gewinnung ... 7
Qualitätsunterschiede ... 8
Wirkungsweise ... 12
Einteilung der ätherischen Öle ... 14
A Das Prinzip der Dreiheit ... 14
B Die vier Elemente ... 19
C Astrologische Gesichtspunkte ... 22
Auswahl der Öle ... 28
Die einzelnen ätherischen Öle ... 29-92
Praktische Anwendungen ... 93
- Duftlampe ... 94
- Bäder ... 96
- Duschgels ... 98
- Shampoos und Haarpflege ... 98
- Kompressen ... 100
- Inhalationen ... 101
- Parfüms ... 102
- Eau de Toilette ... 103
- Rasierwasser ... 104
- Fette Öle ... 104
- Massageöle ... 105
- Hautpflegemittel ... 106
- Cremes ... 109
- Körperpflegemittel ... 113
- Verwendung im Haushalt ... 115
- Verwendung beim Kochen ... 116
- Innerliche Einnahme ... 117
Krankheitsregister ... 118
Ätherische Öle mit Elementen und Noten (Tabelle) ... 131
Tabelle ätherischer Öle nach Kopf-Herz-Basisnoten ... 134
Bücherliste ... 135

Vorwort

Düfte bzw. die Erinnerung daran begleiten uns durchs ganze Leben. Sie sind die ersten Botschafter von Lebewesen zu Lebewesen. In unserer heutigen Zeit werden wir ständig mit ihnen konfrontiert auch im negativen Sinn.
Das Wissen um die Verwendung der ätherischen Öle ermöglicht es uns, kritischer zu werden und den negativen Einflüssen etwas auszuweichen. Wir können mit den Ölen unsere innere Balance wiederherstellen bzw. aufrechterhalten und so die Alltagsprobleme leichter bewältigen, eine positivere Lebenseinstellung gewinnen und unsere Selbstheilungskräfte mobilisieren. Außerdem bringen wir wieder Licht, Menschlichkeit und Natur in unsere grau gewordenen, vom Verstand dominierten Städte.
Die Aromatherapie ist nur in seltenen Fällen alleinige Therapieform. Ansonsten ist sie Teil einer Ganzheitsmedizin und ersetzt nicht den Arztbesuch, die Rücksprache mit einem erfahrenen Aromatherapeuten bzw. die Teilnahme an einem vertiefenden Seminar, denn nur bei richtiger Anwendung können Schäden und Nebenwirkungen vermieden werden bzw. stellt sich der gewünschte Erfolg ein.
Dieses Buch wurde als kleiner Leitfaden und Überblick auf Ihrer Entdeckungsreise durch die Wunderwelt der Düfte geschaffen, sowie als Anregung bei der praktischen Verwirklichung innerhalb des eigenen Lebensbereiches.
Die Wirkungen der einzelnen Öle sind nur aufgelistet, genaue Rezepturangaben würden den Rahmen dieses Büchleins sprengen. Die bei den Rezepten verwendeten Tropfenmengen sind Durchschnittswerte. Sie müssen individuell je nach eigener Sensibilität variiert werden.
Das jeweils angegebene Herstellungsverfahren stellt das optimalste dar, nicht das einzige (Kapitel über die Gewinnung der ätherischen Öle).
An dieser Stelle sagen wir ein herzliches Dankeschön an Frau Susanne Fischer-Rizzi, BRD, unserer Lehrmeisterin, die uns mit viel Liebe und Sachkenntnis in die Geheimnisse der ätherischen Öle eingeführt hat.

Ebenso sei gedankt der Firma Primavera, BRD, welche die fachlichen Informationen bezüglich Herstellung, Qualitätsunterschiede und Kontrollmöglichkeiten der ätherischen Öle zur Verfügung gestellt hat.
Die ätherischen Öle sind ein kostbarer Schatz, den uns die Natur geschenkt hat. Gehen Sie sorgfältig und dankbar damit um, dann werden Sie Wertvolles für Ihre Gesundheit und Ihr Wohlbefinden erhalten.
Dieses Büchlein ist all jenen gewidmet, die mit der Nase ein Stück vorne sein wollen.
Wir wünschen Ihnen viel Freude auf Ihrer Entdeckungsreise durch die Welt der Düfte.

Was sind ätherische Öle?

Ätherische Öle sind Duftstoffe, die in Form winziger Öltröpfchen in verschiedenen Pflanzenteilen (Blüten, Schale, Früchte, Wurzel, Blätter...) in unterschiedlicher Menge eingelagert sind. Sie dienen der Pflanze zur Sicherung des Fortbestandes (Anlockung von Insekten), Abwehr von Mikroorganismen (Pilzen, Bakterien ...), Kontaktaufnahme mit der Umwelt und spielen außerdem eine Rolle im Pflanzenstoffwechsel - ähnlich den menschlichen Hormonen. Sie enthalten alle charakteristischen Merkmale der Pflanzen und stellen somit die Essenz, die Seele der Pflanze, dar. Ihre Bedeutung für uns Menschen besteht darin, daß sie uns eine Brücke zum Kosmos schlagen, denn die Pflanze ist das einzige Lebewesen, welches Sonnenlicht (kosmische Energie) in Nahrungsenergie umwandeln kann (Photosynthese).
Durch ihre Verwendung nehmen wir die Lebenskraft der Pflanze und damit ihre Schwingung aus dem Universum auf und können diese für uns nutzen.
Chemisch gesehen bestehen die ätherischen Öle aus oft mehr als 200 verschiedenen Bestandteilen, hauptsächlich Alkoholen, Estern, Phenolen, Terpenen, Aldehyden und Ketonen, die in einer ganz bestimmten Kombination vorhanden sind.

Geschichte der ätherischen Öle

Seit Menschengedenken werden Düfte zum Heilen, Verführen, zur Körperpflege und zu religiösen Zeremonien verwendet wie Ayurveda und Kosmetik in Indien, Mumifizierung in Ägypten, Räucherwerk in China, Delphisches Orakel in Griechenland. Salbungen von Königen und Eingeweihten gab es fast in allen Kulturen.
Im 12. Jahrhundert wurde das Wissen um die Heilkunde der ätherischen Öle von den Arabern nach Spanien und Südfrankreich gebracht und erlebte in den Klöstern eine Hochkultur. Im Mittelalter gab es bereits die ersten Parfümerien.
Heute sind sie aus der Nahrungsmittel- und Parfümindustrie, sowie aus der Werbung nicht mehr wegzudenken (naturidentische bzw. synthetische Aromastoffe), und wir Menschen werden damit ständig manipuliert.
Während in früheren Zeiten die Kenntnis von den ätherischen Ölen eine reine "Erfahrungswissenschaft" war, versucht man heute, die Wirkung der Öle mit unseren modernen Methoden (z.B. Elektroenzephalogramm = EEG) nachzuweisen.

Eigenschaften der ätherischen Öle

Bei den ätherischen Ölen handelt es sich um hochprozentige Konzentrate, die nie unverdünnt verwendet werden sollen, bis auf ganz wenige Ausnahmen (Lavendel, Minze, Melisse, Rose). Ansonsten können sie zu Reizungen der Haut und Schleimhäute bis zu Verätzungen führen. Daher bitte vor Kindern verschlossen und an sicheren Orten aufbewahren.
Wie schon der Name (ätherisch) sagt, sind die Öle leicht flüchtig. Die beste und längste Haltbarkeit besteht daher in dunklen Fläschchen an lichtgeschützten Orten. Bei Verwendung nur kurze Zeit den Verschluß offen lassen. Zitrusöle sind relativ kurz (ca. 1 - 1 1/2 Jahre) haltbar. Außerdem können sie zu Allergien und unter Sonneneinstrahlung zu Lichtflecken führen.

In Mischungen verringert sich häufig die Haltbarkeit der Produkte mit ätherischen Ölen auf ungefähr 2 - 3 Monate (je nach Trägersubstanz). Deshalb sollten immer nur kleine Mengen von Salben, Massageölen etc. im voraus hergestellt werden.

Die Öle sind mit Wasser nicht mischbar (Schüttelmixtur). Lösbar sind sie in fetten Basisölen, in Milch, Honig, Sahne, Sauerrahm, fetten Speisen (wie Avocado), hochprozentigem Alkohol und Flüssigseife.
Ätherische Öle besitzen unterschiedliche Konsistenz (fest - zäh - flüssig) und zum Teil durch die Inhaltsstoffe auch eine Eigenfarbe (Kamille - blau). In feuchter Luft ist die Duftwirkung intensiver. Je geringer die Konzentration, umso größer ist die psychische Wirkung; je höher, umso größer die körperliche Wirkung (nicht mehr als 3%ige Mischungen verwenden!).
Alle Öle wirken gleichzeitig antiseptisch und desinfizierend, zum Teil antiviral (Eukalyptus). Manche Öle haben auch eine Hormonwirkung bzw. regen die Drüsentätigkeit beim Menschen an (Fenchel - Milchbildung; Lavendel - Blutdruck; Pampelmuse - Verdauungssäfte).
Die Essenzen können die Hautschranke passieren und reißen dabei ihre Lösungsmittel und Konservierungsstoffe ins Körperinnere mit; verwenden Sie daher qualitativ gute Basisprodukte (kaltgepreßte, nicht konservierte fette Öle, etc...).
Die Verwendung der ätherischen Essenzen ist mit allen anderen üblichen Therapieformen gut kombinierbar. Vorsicht ist nur bei der Homöopathie geboten. Hier kann es durch die ätherischen Öle zur Aufhebung der homöopathischen Wirkung kommen; nach unseren Erfahrungen aber erst in höheren Potenzen (ab D12). Zwischen D6 und D12 kann es sogar zu einer verstärkenden Wirkung kommen (Chakrensalben).
Stark körperlich wirkende Öle wie z.B. Chamomilla matricaria, Eukalyptus, Kampher, Minze, Thymian etc. sind allerdings Gegenmittel zu allen Homöopathika, die ja feinstofflich wirken.
Ätherische Öle können auch potenziert werden.
Manche Öle können Krämpfe hervorrufen, daher nicht bei Epi-

leptikern anwenden z.B.: Basilikum, Fenchel, Kampher, Rosmarin, Salbei, Thymian, Ysop, Zeder, Zypresse.

Säuglinge und Kinder haben einen ausgeprägteren Geruchssinn als Erwachsene. Sie benötigen eine wesentlich geringere Konzentration an Ölen in Mischungen und in der Duftlampe. Die innerliche Einnahme ist für Kinder überhaupt nicht geeignet. Stechende Öle sind ebenfalls abzulehnen (Kampher, Thymian, etc.). Als grobe Richtlinie kann etwa die Hälfte der Erwachsenendosis dienen; für Babys nur 1/2%ige Konzentration verwenden. Zu bevorzugen sind Blütendüfte, milde Zitrusdüfte und Hölzer: z.B. Rose, Lavendel, Mandarine, Honig, Orange, Bergamotte, Geranie, Latschenkiefer, Kamille, Schafgarbe, Vanille.
Manche Öle sind in der Schwangerschaft verboten: z.B. Eisenkraut, Muskatellersalbei, Nelke, Rosmarin, Wacholder.
Verwenden Sie nicht ständig das gleiche Öl bzw. die gleichen Mischungen, da sonst ein Gewöhnungseffekt auftritt und die optimale Wirkung nicht mehr gegeben ist.

Gewinnung der ätherischen Öle

1. Wasserdampfdestillation
Die häufigste Herstellungsmethode qualitativ guter Öle. Die Pflanzenteile kommen auf ein Gitter, unter dem sich ein heizbarer Wasserbehälter befindet. Der aufsteigende Wasserdampf löst die ätherischen Öle aus der Pflanze und reißt sie nach oben. Nach Kondensation in einer Kühlschlange kann man das Öl (mit Wasser nicht mischbar, schwerer oder leichter als Wasser) vom Wasser trennen.

2. Enfleurage (z.B. Tuberose)
Die Blüten werden mehrmals hintereinander mit Hand auf eine Fettgrundlage gelegt (Schweinefett, Paraffin); das Fett zieht die ätherischen Öle heraus. Durch Versetzung mit Alkohol im Anschluß kann man die Öle aus dem Fett extrahieren. Diese Methode wird heute nicht mehr angewendet.

3. Auspressen aus der Schale (Zitrusfrüchte), Zentrifugieren und Filtrieren.

4. Lösungsmittel: Am besten Alkohol (z.B. Honig, Tonka, Vanille)
Verschiedene chemische Mittel, z.B. Hexan, können das ätherische Öl auch aus den Pflanzen herausziehen. Durch die anschließende Verdampfung bleibt das reine Öl zurück. In den meisten Fällen sind aber auch noch Lösungsmittelrückstände vorhanden (Prüfung durch Gas-Chromatographie, Massenspektralanalyse).

5. Synthetische Herstellung
Seit ungefähr 1930 kann man die ätherischen Öle auch synthetisch aus Erdölausgangsprodukten herstellen. Die meisten Parfüms heutzutage sind rein synthetisch oder enthalten nur geringe Anteile von reinen Ölen. Beispielsweise sind grüner Apfel, Apfelblüte, Flieder, Fresie, Geißblatt, Lindenblüten, Lotus, Magnolie, Maiglöckchen, Mandelblüte, Passionsblume, Pfirsich, Veilchenblüten als reine, konzentrierte ätherische Öle überhaupt nicht erhältlich, da sie in der Pflanze an Enzyme gebunden sind und an der Luft oxydieren würden.
Diese Düfte sind am Markt nur synthetisch hergestellt erhältlich.

Qualitätsunterschiede

Eine hochwertige Qualität setzt sich aus verschiedenen Faktoren zusammen:

1. Standort und botanische Zuordnung

Es existieren sogenannte historische Anbaugebiete, wo bestimmte Pflanzen von den spezifischen Boden- und Klimabedingungen her optimal gedeihen und dadurch einen besonders feinen Duft entwickeln bzw. eine größere Heilwirkung entfalten.
Beispiele:

Lavendel aus der "Haute Provence" Frankreichs, Orangenblüten von der Küste Siziliens oder aus Marokko, Rose aus Bulgarien, Marokko und Türkei, Sandelholz aus Mysore, Zeder aus dem Libanon oder Atlasgebirge.
Der Lavendel aus dem Hochland enthält ca. 160 verschiedene Heilstoffe, der billige Lavendel aus der Ebene in Monokulturen nur noch ungefähr 40.
Ebenso unterscheiden sich die verschiedenen Rosenarten in ihrer Schwingungs- und Duftqualität.

Aus Preisgründen wird oft von diversen Firmen eine billigere Qualität angeboten, z.B. Zeder aus Amerika (Virginia).
Die Angabe der genauen Pflanzenart ist wichtig, da es bei manchen Pflanzen auch recht aggressive Sorten gibt (z.B. Poleiminze), die nicht für die Therapie verwendet werden sollten. Die einzelnen Pflanzensorten unterscheiden sich z.T. in der Wirkungsweise: Kamille römisch - psychischer Bereich; Kamille blau - rein körperlich.

2. Anbauweise

Im naturgemäßen Anbau werden die Pflanzen durch Samen generativ vermehrt. Jede wildwachsende Pflanze unterscheidet sich von der Nachbarpflanze geringfügig; jede hat ihre eigene Persönlichkeit. Ihr Öl ist voller und intensiver. Bei Monokulturen sind die Pflanzen genetisch einheitlich: eine Pflanze riecht wie die andere, die Öle sind flacher, enthalten weniger Heilstoffe. Außerdem werden oft giftige Schädlingsbekämpfungsmittel und Fungizide bzw. bei Zitrusfüchten mehrmals jährlich Spritzmittel eingesetzt, die als Rückstände in die ätherischen Öle gelangen und mit diesen wiederum in den Körperkreislauf. Auch vielbefahrene Straßen neben den Feldern verringern die Qualität der Öle und führen zu Rückständen.

Beim Wildwuchs ist wesentlich, daß kein Raubbau an der Natur begangen wird.

3. Gewinnung

Um eine optimale Qulität an ätherischen Ölen zu erreichen, ist eine schonende Sammlung bzw. Ernte notwendig. Man muß genau mit dem Lebensrhythmus der Pflanze vertraut sein (Mondphase etc...). Jasmin wird am besten vor der Morgensonne gepflückt, Tuberose nachts, Lavendel in der Mittagshitze ... da zu diesen Zeiten ein Maximum an Duftstoffen vorhanden ist. Die Art und die Dauer der Lagerung vor der Destillation ist wesentlich (unterschiedlich je nach Sorte), weiter die Dauer der Destillation, Druck und Temperatur dabei, anschließend die entsprechende Entflüftungszeit. Hier ist viel Kenntnis, Erfahrung und Fingerspitzengefühl nötig, da sonst viele Heilstoffe des ätherischen Öls zerstört werden können.

Aus Preisgründen werden die ätherischen Öle oft mit chemischen Lösungsmitteln (Hexan, Methylchlorid, Tetrachlorkohlenstoff) herausgezogen, da die Ausbeute dabei größer ist. Allerdings verbleiben dann auch häufig Rückstände im Öl.

Feine Blütenöle werden gerne mit fetten Ölen gestreckt, ohne diese "Verdünnung" zu deklarieren. Außerdem kann ein wertvoller Duft aus billigen Zutaten zusammengemischt werden (z.B. Rose aus Palmarosa, Citronella, Geranienöl...).

Konventionell verarbeitete Zitrusöle werden durch Kälteeinwirkung entwachst (dadurch besser mischbar).
Der Citralgehalt der reinen Zitrusöle schwankt abhängig von den jährlichen Klimabedingungen. Laut Deutschem Apothekerbuch DAB 8 wird ein bestimmter Citralgehalt für eine konstante Qualität verlangt. Ansonsten wird künstlich Citral zugefügt.

Alle diese Eingriffe verändern jedoch das Gesamtwirkungsmuster des ätherischen Öls, sind ein Eingriff in seine Schwingungsqualität auf feinstofflicher Ebene.
Synthetisch hergestellte Öle verfügen über keine "Lebenskraft".

Noch etwas: In der Natur gibt es von der gleichen Pflanzenart und dem gleichen Anbaugebiet abhängig von den Klimabedingungen kleine Duftvariationen! - Jede neue Ernte kann etwas anders riechen.

Qualitativ hochwertige ätherische Öle sind daher selten und zum Teil teuer.
Für 1 l Orangenblütenöl werden 1000 kg handgesammelte Blüten benötigt.
Für 1 l Jasminöl braucht man 8 Millionen Blüten: der Preis beträgt ca. öS 140.000,-/ DM 20.000,-. 1 l synthetisches Jasminöl kostet ca. öS 140,-/ DM 20,-.
30 Rosenblüten ergeben 1 Tropfen Rosenöl.
Die jährliche Latschenkieferproduktion Österreichs beträgt mehrere Tonnen, nur ein Bruchteil davon ist reine Qualität!

Sie sehen, nicht jedes heute auf dem Markt angebotene Öl ist qualitativ hochwertig. Die teureren Öle werden so geschickt nachgeahmt, daß oft auch ein Fachmann die Fälschung nicht erkennt.
Durch aufwendige und kostspielige Methoden wie z.B. die Gas-Chromatographie, Massenspektralanalyse und Rückstandsanalysen kann man die ätherischen Öle in ihre Bestandteile zerlegen und dies auf einem Bild sichtbar machen, um damit synthetische von natürlichen Ölen zu unterscheiden bzw. chemische Rückstände nachzuweisen. Nur wenige Firmen führen diese Kontrollen durch bzw. halten sich an die obigen Richtlinien (z.B. Primavera).

Der Kauf von Ölen ist Vertrauenssache; aber nur wirklich gut angebaute und hergestellte Öle verfügen über Heilungsqualität. Achten Sie auf eine Volldeklaration der einzelnen Duftanbieterfirmen.

Wirkungsweise der Öle

1. Über den Geruchsinn (Duftlampe)

Nicht nur im Tierreich, sondern auch bei uns Menschen spielt der Geruchssinn eine wichtige Rolle - speziell in der zwischenmenschlichen Beziehung. Auch wir senden Duftstoffe aus; so erkennen z.B. gestillte Babies ihre Mutter am Duft aus den Achseldrüsen.

Der Geruchsinn ist das älteste Sinnesorgan des Menschen. Er ist beim Neugeborenen und Kind noch sehr ausgeprägt und wird dann im Erwachsenenalter zunehmend von uns vernachlässigt, obwohl wir ständig Gerüchen ausgesetzt sind. Allerdings können wir diese wunderbare Fähigkeit wieder trainieren.

Unser Riechorgan liegt in der Kuppel der Nasenhöhle, nur durch das Siebbein von der Außenwelt getrennt (ein dünner Knochen mit zahlreichen kleinen Öffnungen wie ein Sieb). Das Riechorgan ist eine Ausstülpung unseres Gehirns.

Die Riechschleimhaut umfaßt beidseits eine Fläche von ungefähr 1 cm^2 und enthält je 10 Millionen Nervenzellen. Jede Nervenzelle verfügt über 6 - 8 Flimmerhärchen, welche als Fühler für die Duftinformation dienen und auf jedes in der Luft vorhandene Duftmolekül reagieren.

2 Milliardstel Gramm Vanille in 1 cm^3 Luft beispielsweise werden von unserem Geruchssinn schon wahrgenommen!

Von der Nervenzelle in der Riechschleimhaut gelangt die Duftinformation nach einer "Codierung" auf direktem Wege über den Riechkolben ins Gehirn und zwar zum Stammhirnbereich. Das Stammhirn ist entwicklungsgeschichtlich der älteste Hirnanteil und beinhaltet das sogenannte Limbische System als Steuerungszentrale für sämtliche Gefühle, Kreativität, Erinnerungsvermögen, Sexualität, etc. Weiter werden von dort alle vegetativen Funktionen (Kreislauf Verdauung, Atmung, Temperaturregulation) geregelt; außerdem besteht eine unmittelbare Verbindung zur Hirnanhangsdrüse, welche die Hormonausschüttung steuert. Noch bevor wir durch unser logisches Denken (Großhirn) begreifen, was passiert, haben die Duftreize in den tieferliegenden Gehirnschichten die Freisetzung verschiedener Neurochemikalien angeregt (Endorphine, Encephaline, Serotonin, Adrenalin, Noradrenalin), die sofort eine komplexe Kettenreaktion in uns auslösen. Eine beruhigende, erotisierende, anregende Wirkung findet in Bruchteilen von Sekunden ganz subtil auf unseren Charakter statt, ohne unser bewußtes Eingreifen. Erst danach setzt die "körperliche Wirkung" ein. Manche Öle haben eine hormonähnliche Wirkung, z.B. Vetiver - östrogenähnlich; Sandelholz - testosteronähnlich.

EEG-Untersuchungen und andere Arbeiten haben diese Wirkungen der Öle auch schon wissenschaftlich bestätigt.
Beruhigende Öle (Melisse, Lavendel) bzw. meditative Öle (Weihrauch) bewirken eine Verlangsamung der Hirnwellentätigkeit, Zitrusöle eine Beschleunigung. Die Wirkung der Öle hält noch länger an als die bewußte Wahrnehmung durch den Geruchssinn erfolgt, da dieser nach ungefähr 15 Minuten ermüdet.

2. Über den Hautkontakt (Bäder, Massagen)
Die Haut ist lipophil (fettbindend); weiter haben die ätherischen Öle ein kleines Molekulargewicht und können dadurch die Hautschranke leicht passieren. Sie gelangen dann ins Bindegewebe, Lymphe, Muskulatur, Blutkreislauf bis hin zu den einzelnen Organsystemen, zu denen sie einen Bezug haben. Bereits nach 10 minütiger Einwirkungszeit sind diese Öle im Körperblutkreislauf nachweisbar. Diese Tatsache erklärt, warum zum Beispiel das Einmassieren von bestimmten Ölen auf den Unterbauch bei Menstruationsbeschwerden zu einer Krampflösung führt. Außerdem kommt noch die reflektorische Wirkung bestimmter Hautsegmente dazu.

3. Über die Einatmung (Inhalieren)
Beim Inhalieren gelangen die ätherischen Öle in die Bronchien, Bronchiolen, Alveolen der Lunge, weiter in die zahlreichen dort vorhandenen Blutkapillaren, Körperkreislauf und wiederum in die entsprechenden Organe.

4. Über die Einnahme

Heutzutage ist die Einnahme der Öle nur mehr in seltenen und ganz spezifischen Fällen üblich. Vom Mund erfolgt der Weitertransport wie bei der Nahrung in den Magen und Dünndarm. Dort erfolgt eine teilweise Aufnahme (Resorption) über die Darmzotten und somit Weitertransport in den Körperkreislauf zu den Organen. Der Rest gelangt in den Dickdarm und wird wieder ausgeschieden. Vom Mund gibt es zudem eine Querverbindung zur Nase (zum Geruchssinn) und damit wieder die unter 1. beschriebenen Wirkungen.

Die Ausscheidung von ätherischen Ölen erfolgt auch über Haut, Lunge und Nieren. Zusätzlich wirkt jeder Duft über den feinstofflichen Körper und gibt uns eine Schwingungsinformation weiter. Da die Zusammensetzung und die Wirkung der ätherischen Öle sehr komplex sind, gibt es noch viele offene Fragen und Raum für wissenschaftliche Untersuchungen.

Einteilung der ätherischen Öle

A) Nach dem Prinzip der "Dreiheit"

In alten Zeiten wußte man noch um das entscheidende Zusammenspiel zwischen Körper, Seele und Geist. Jede dieser drei "Schwingungsebenen" hat eine eigene, charakteristische Frequenz oder Schwingungsgeschwindigkeit.

Um ätherische Öle richtig zu mischen und anzuwenden, ist es deshalb wichtig, daß wir den Zusammenhang von Körper, Seele und Geist untersuchen. Die Alchimisten der alten Kulturen von Ägypten, China oder Indien sahen im Zusammenspiel dieser 3 Qualitäten ein philosophisches Prinzip. Dieses Prinzip konnte zum sinnvollen Einteilen von Situationen oder Zuständen verwendet werden.

Stark vereinfacht könnte man auch sagen:

* Das Körperprinzip bedeutete Form, Festigkeit, Materie.
* Das Seelenprinzip war der bestimmte Charakter oder das We-

sen, der Klang, die Farbe, der Duft, die dynamische Energie.

* Das Geistprinzip galt als der übergeordnete, alles vereinende Faktor
  - die Ur-Energie
  - das Ur-Meer
  - die Ur-Materie.

Alle 3 Prinzipien sind in jedem Wesen in unterschiedlichen Proportionen vorhanden.
Durch das Herausfinden der Schwerpunkte (Ungleichgewichte) können die Probleme effektiv mit den entsprechenden (fehlenden) Qualitäten ausgeglichen werden.

Die alchemistische Aufteilung der Pflanzen in die drei Prinzipien (Körper, Seele und Geist)

Da den Pflanzen als "Lichtträger" schon seit alters her die größten Heilkräfte zugesprochen wurden, zerlegte der Alchimist in erster Linie Pflanzen in die drei philosophischen Prinzipien.
Der Grundsatz hieß: Solve et coagula - (erst) "Lösen und dann wieder verbinden".

1. Aus einer Pflanze wurde zuerst der Charakter (oder das Wesen) gelöst, also das Seelenprinzip. Das ist das ätherische Öl.
Jede Pflanze hat ihren ureigenen, charakteristischen Duft, der sie von den anderen unterscheidet. Meist wurde das ätherische Öl durch Wasserdampfdestillation gewonnen.
Wenn man die danach verbleibende "Flüssigkeit" - bestehend aus Wasser und den abdestillierten Pflanzenrückständen - im Destillationsgefäß mehrere Wochen stehen ließ, so konnte man das nächste Prinzip abdestillieren.

2. Den durch Gärung entstandenen Alkohol - das Geistprinzip. Der Alkohol entstand bei jeder Pflanze und war so das "alles verbindende Prinzip".

3. Durch das vollständige Austrocknen der verbliebenen Rückstände in speziellen Öfen konnte das Materie-Prinzip hergestellt

werden: die Asche der jeweiligen Pflanze bzw. deren wasserlösliche Salze.
Dieses Bild veranschaulicht uns den traditionellen Stellenwert der ätherischen Öle. Sie werden dem Seelenprinzip zugeordnet. Dieser älteste Gehirnteil steuert unsere Erinnerungen, Empfindungen und unsere motorischen Funktionen.
Als Beispiel: Sollte ein ätherisches Öl aus psychischen Gründen stark abgelehnt werden, wie wir dies häufig bei z.B. Lavendel oder Weihrauch feststellen, so ist auch die erwartete körperliche Wirkung nicht mehr sicher.
Es ist einleuchtend, daß z.B. jemand, der Kamillenduft als höchst unangenehm bewertet, damit auch schwerlich eine - sonst übliche - krampflösende oder beruhigende Wirkung bei sich erzielen wird.
So empfiehlt es sich vor allen Anwendungen, die gewünschten ätherischen Öle noch auf die persönliche seelische Akzeptanz zu prüfen (durch Schnuppertest).

Die drei Duftebenen

Die drei Prinzipien - Körper Seele und Geist - angewandt auf ätherische Öle

Wir möchten hier noch einmal zur Veranschaulichung ein Bild aus der Alchemie zur Hilfe nehmen. Damals hatte man zwar keine komplizierten technischen Apparaturen, aber das Verständnis für Zusammenhänge in der Natur war viel stärker ausgeprägt als heute. Man betrachtete die Pflanzen als "Lichtwesen", da sie vom Licht leben. Je mehr Licht ein Pflanzenteil aufgenommen hat, umso mehr tendiert es zur Geistebene.

So läßt sich die prinzipielle Einteilung recht einfach veranschaulichen:

1. Der Stamm ist fest, empfängt relativ wenig Licht und kann das Licht auch nicht verarbeiten; solche Öle sind dem Körperprinzip zuzuordnen, z.B. Sandelholz, Zeder.
2. Die Blüte ist sehr stark vom Licht abhängig, ist zart und

verletzbar und somit dem Seelenprinzip verwandt, z.B. Rose, Lavendel, Jasmin.
3. Die Frucht gelangt durch das Sonnenlicht zur Reife - mehr läßt sich an Licht nicht aufnehmen; also gehören alle Fruchtschalenöle (Zitrusöle) zum Geistprinzip.
4. In einem Zwischenbereich liegen dann noch die Auszüge aus den Blättern, Büschen oder Knospen der verschiedensten Heilpflanzen.
Meistens sind sie Kopfnoten (Minze, Eukalyptus) oder Herznoten (Myrte, Petit Grain).

Am schwierigsten zu handhaben und zu mischen sind die Blütendüfte. Sie sind im Seelenbereich "doppelt besetzt" (1. als ätherisches Öl an sich und 2. unter den ätherischen Ölen), riechen sehr intensiv und konfrontieren am stärksten unseren momentanen Charakter.
Entsprechend dieser Grundeinteilung lassen sich die verschiedenen ätherischen Öle relativ einfach zuordnen.
Da das Leben sich in einer unendlichen Vielfalt an Farben und Formen ausdrückt, ist eine exakte Einteilung der Öle so gut wie unmöglich; die Übergänge von einer Schwingungsebene in die andere sind fließend.
Zur Veranschaulichung der unterschiedlichen Wirkungsweisen hat sich diese Aufteilung für den Anfänger als sehr hilfreich erwiesen. Wer sich mit der Welt der Düfte für einige Zeit bewußter beschäftigt, wird sehr bald intuitiv erkennen, welche Schwingungsqualität die verschiedenen Düfte für ihn haben.

Die Zuordnung der wichtigsten ätherischen Öle:

1. Kopfnote oder Geistebene (schnellste Schwingung):
Zitrusdüfte, schnell verflüchtigende ätherische Öle.

Die Frequenz der Geistebene ist sehr hoch, die Farbe hell und die Schwingungsrichtung nach oben gerichtet ("wie ein Lichtstrahl").
Hierzu zählen:
Bergamotte, Clementine, Eisenkraut, Lemongrass, Limette,

Mandarine, Pampelmuse, Orange, Zitrone.
Ähnliche Schwingung: Eukalyptus, Minze, Rosmarin.
Diese Düfte sind konzentrationsfördernd, eher kühl, wirken erhellend und erfrischend. Es gibt kaum jemanden, der die "flüchtige", leichte Schwingung dieser Öle nicht als angenehm empfindet. In unserer Zeit, wo sehr stark die dunklen Bereiche in uns gefördert werden, sind solche Öle sehr wohltuend und wichtig, da sie uns aufrichten und erfreuen.

2. Herznote oder Seelenebene (öffnende, weite Schwingung):
Blütendüfte, einsinkende, weiche bis herbe, intensive Düfte.
Hierzu zählen:
Blüten wie Geranie, Jasmin, Lavendel extra, Neroli, Rose, Ylang-Ylang.
Ähnliche Schwingung: Melisse, Myrte, Petit Grain.
Die Frequenz der Seelenebene ist weicher, weiter und sinkt in uns ein. Hier treffen wir auf sanfte Pastellfarben.
Meist sind diese Öle herzwirksam, kreislaufberuhigend und hautpflegend.
In dieser Schwingungsebene erleben wir eine Wirkung auf unseren persönlichen, charaktergeprägten feinsten Bereich - auf unsere Seele. Diese Düfte wirken öffnend, lösend und entspannend bei seelischen Schmerzen und Ungleiehgewichtszuständen. Hier kann man sehr starke Zu- und Abneigungen der verschiedensten Öle erleben - ganz nach dem Zustand der momentanen seelischen Verfassung.
Wichtig: Unsere Einstellung zu verschiedenen Ölen kann sich mit der Zeit verändern!
Es ist deshalb ratsam, gewisse Düfte nicht absolut abzulehnen, sondern von Zeit zu Zeit einen neuen "Schnupperversuch" zu wagen. Erstaunliches läßt sich dabei oft erleben!
Speziell der anfänglich häufig abgelehnte Lavendel erweist sich später als hervorragender Klärer von Emotionen, Beruhiger und Entspanner und wird ein unentbehrlicher Gefährte vieler Duftliebhaber.

3. **Basisnote oder Körperebene (tiefere zentrierende Schwingung):**
Hölzer, Rinden, harzige, warme, erdende und schwere Düfte.
Hierzu zählen:
Bay, Benzoe, Douglasie, Fichte, Latschenkiefer, Meerkiefer, Patchouli, Rosenholz, Sandelholz, Tolu, Vetiver, Weihrauch, Weißtanne, Zeder, Zimt, Zirbelkiefer, Zypresse.
Die Frequenz der Körperebene ist am tiefsten und die Farbe dunkler, nämlich grün bis bräunlich ("wie ein Berg oder wie der Ozean"). Sie zieht uns mehr zusammen.
Die meisten dieser Öle wirken im Lungenbereich, sowie kräftigend und raumreinigend (Ausnahme: Rosenholz, Sandelholz).
Die Düfte dieser Schwingungsebene wirken stärkend und erdend auf unsere Seele. Sie tragen zur Stabilisierung unserer Psyche bei.
Wie der Baum im Wald, reinigen diese Essenzen unsere Atemluft (speziell in verrauchten Räumen), vertiefen unsere Atmung und klären unsere Gedanken.

B) Die Einteilung der ätherischen Öle nach den vier Elementen: Feuer - Erde - Wasser - Luft

Zur genaueren und passenderen Auswahl von ätherischen Ölen ist es empfehlenswert, auch die traditionelle Einteilung der Pflanzen nach den 4 Elementen zu beachten.
Wir haben bei den nachfolgenden detaillierten Öl-Beschreibungen fast immer 2 Elemente angegeben. Das 1. Element gibt dabei die vorherrschende Energiequalität an, das 2. Element zeigt uns die zusätzliche Tendenz des Öles, z.B. Erde und Feuer bedeutet ein in erster Linie schweres und zentrierendes Öl mit warmem Charakter.

Hier eine kurze Übersicht:

Element	Qualität	Die 4 Säfte des Körpers	Die 4 Charaktere der Griechen
Luft Jahreszeit: Frühling Sternzeichen: Zwilling, Waage,. Wassermann Gegensatz zu Erde	Kalt und trocken; beweglich, abstrakt	Blut (Sanguis) feinstoffliche Energie	"Sanguiniker": Leichte, heitere, kommunikative Menschen voller Ideen. Haben oft Schwierigkeiten, die Ideen umzusetzen ("zu erden"), sind chaotisch. Problembereiche: Haut, Lunge, Blut, Stoffwechsel, Nervensystem (kalt u. trocken) Farbe: gelb
Feuer Jahreszeit: Sommer Sternzeichen: Widder, Löwe, Schütze Gegensatz zu Wasser	Heiß, dynamisch, energetisch, willensstark	Chole' (Galle) Verdauung, Leber-Galle	Choleriker: Leicht zu verärgern, sind schnell, dynamisch und leidenschaftlich. Setzen sich gerne über andere hinweg. Selbstherrlich. Problembereich: Leber, Herz, Galle, Verdauung Farbe: rot
Erde Jahreszeit: Herbst Sternzeichen: Steinbock, Stier, Jungfrau Gegensatz zu Luft	Fest, schwer, unbeweglich, strukturierend, konkret	Melanchole' (Schwarzgalle= Geistesgifte)	Melancholiker: Schwermütig und haltend, aber auch konsequent und genau, manchmal stur - eher materiell orientiert. Problembereich: Stoffwechselgifte im Blut, Milz, Nervensystem, Haut. Farbe: grün, braun
Wasser Jahreszeit: Winter Sternzeichen: Fische, Krebs, Skorpion Gegensatz zu Feuer	Feucht, weich, empfindsam, langsam, gefühlsbetont, verträumt.	Phlegma (Schleim)	Phlegmatiker: Oft langsame und äußerlich ruhige, aber empfindsame und leicht verletzbare Charaktere. Manchmal mediale Anlagen. Schlukken Kummer oder Ärger gerne, bis starkes körperliches oder seelisches Ungleichgewicht entsteht. Problembereiche: Magen, zu weiches Bindegewebe, langsamer Stoffwechsel, Schnupfen. Farbe: blau

Luftdüfte sind erfrischend, kühlend, schnell.
Feuerdüfte sind heiß bis warm, oft scharf und stechend.
Erddüfte sind schwer, zentrierend, modrig-holzig, manchmal streng.
Wasserdüfte sind weich und sanft, lieblich, anschmiegsam, fließend.

Es gibt noch ein fünftes Element: Man nennt es Äther oder Plasma. In der Alchemie war es ein Geheimaspekt, der die feinstoffliche Lebensenergie (die transzendentale Ebene der Heilmittel miteinbezieht und alle anderen Elemente durchdringt).

Tabelle ätherischer Öle nach den vorherrschenden Elementen

Luftelement	Feuerelement	Erde	Wasserelement
Bergamotte	Anis	Bay	Angelikawurzel
Cajeput	Basilikum	Cassia	Benzoe
Citronella	Bohnenkraut	Cistrose	Geranie
Clementine	Ingwer	Douglasie	Ginster
Dill	Kampher	Eichenmoos	Iris
Eisenkraut	Majoran	Estragon	Jasmin
Eukalyptus	Mimose	Fenchel	Kamille blau
Grapefruit	Oregano	Fichtennadel	Kamille römisch
Lavendel	Rosmarin	Galbanum	Melisse
Lemongrass	Santolin	Honigessenz	Narzisse
Limette	Thymian	Immortelle	Palmarosa
Mandarine	Wacholder	Kardamom	Rose
Minze	Weihrauch	Karotte	Salbei
Muskatellersal-	Wiesenkönigin	Koriander	Tuberose
bei	Ysop	Kreuzkümmel	Vanille
Myrte	Zimt	Lärche	Ylang-Ylang
Neroli		Latschenkiefer	
Orange		Meerkiefer	
Petit Grain		Moschuskörner	Schafgarbe
Schopflavendel		Muskatnuß	Styrax
Speiklavendel		Myrrhe	Tolu
Tea-Tree		Narde	Tonka
Zitrone		Nelke	Vetiver
		Patchouli	Weißtanne
		Pfeffer	Zeder
		Rosenholz	Zirbelkiefer
		Sandelholz	Zypresse

Die Elemente

Es ist wichtig, daß wir keines der Elemente grundsätzlich bervorzugt behandeln oder abwerten. Wir sollten durch diese Lehre erst feststellen, wo wir im Moment stehen - das heißt, welches der Elemente bei uns im Moment überwiegt - und dann mit dem entgegengesetzten Element (oder mit entgegengesetzter Tendenz) Ausgleich schaffen.
Zum Beispiel: Wenn ich mich sehr schwer und niedergeschlagen fühle (=Erde - Melancholiker) kann ich durch Luftenergie (z.B. Zitrone oder Pampelmuse) meinen Gemütszustand erfrischen und erheitern. Erscheinen mir diese starken "Luft-Düfte" zu intensiv (oft ist ein starker Gegensatz "eine Holzhammermethode"), so kann ich mit abgemilderten Luftdüften arbeiten (z.B.: Bergamotte = Luft und Feuer; Orange = Luft und Feuer; Limette = Luft und Erde). Auch bei körperlichen Beschwerden ist diese Einteilung hilfreich; so ist bei einer heißen Grippe sicherlich ein Öl wie Eukalyptus (Luft/Feuer) leichter zu vertragen ("kühler") als ein heißes Öl wie Thymian (Feuer/Feuer) oder Zimt (Feuer/Erde). Entscheidend ist, daß jede Energiequalität - im richtigen Moment angewendet - sehr wertvoll für uns sein kann. Im Zweifelsfall wird uns immer unsere Nase und unser Gefühl dabei den richtigen Weg weisen!

C) Einteilung der ätherischen Öle nach astrologischen Gesichtspunkten

In der Astrologie stößt man auch immer wieder auf Dreier- bzw. Viererzyklen und auf das Yin/Yang-Prinzip. So spielt die Verteilung der Elemente in der Beurteilung eines Horoskops eine große Rolle.

Element	**Tierkreiszeichen**
Feuer:	Widder, Löwe, Schütze
Erde:	Stier, Jungfrau, Steinbock

Luft:	Zwilling, Waage, Wassermann
Wasser:	Krebs, Skorpion, Fische

Es existieren:

Kardinale Zeichen	- Symbol für Tatkraft wie Widder, Krebs, Waage
Fixe Zeichen	- für Beständigkeit wie Stier, Löwe, Skorpion, Wassermann
Labile Zeichen	- Anpassungsfähigkeit wie Zwilling, Jungfrau, Schütze, Fische

Die Tierkreiszeichen sind weiter:
entweder positiv, aktiv, eher männlich: Feuer- / Luftelement
oder negativ, passiv, eher weiblich: Erd- / Wasserelement.
Bei der Zuordnung der ätherischen Öle zu den Planeten und Tierkreiszeichen beachten Sie bitte, daß es sich um keine absolute handelt. Wie bei allen anderen Einteilungen soll sie nur eine mögliche "Schiene" darstellen, um Ihre eigene Intuition zu schulen und entwickeln.

Die einzelnen Tierkreiszeichen

Widder: Impulsiv, reizbar, Funke, energisch, starker Wille, direkt
Duft: Kräftig, feurig, würzig
Beispiel: Koriander

Stier: Materiell, genußsüchtig, besitzergreifend, praktisch verwurzelt
Duft: Erdig, schwer, erotisierend, betörend, sehr weiblich
Beispiel: Ylang Ylang

Zwilling: Wendig, wißbegierig, optimistisch, ruhelos, oft oberflächlich
Duft: Leicht, spritzig, frisch, angenehm, erheiternd
Beispiel: Zitrone

Krebs: Sehr emotionell, häuslich, mütterlich, nachtragend, ehrgeizig
Duft: Einhüllend, anschmiegsam, sanft, gibt Nestwärme
Beispiel: Jasmin

Löwe: Selbstherrlich, Herrschertyp, muß sich ständig beweisen, großzügig
Duft: Kräftig, intensiv, dominant, feurig
Beispiel: Zimtrinde

Jungfrau: Nüchtern, kritisch, analytisch, guter Beobachter, ängstlich
Duft: Sauber, rein, eher streng, dezent, unaufdringlich
Beispiel: Rosenholz

Waage: "Diplomat", will es jedem rechtmachen, oft handlungsunfähig, gewalttätig
Duft: Harmonisierend, anpassungsfähig, ausgewogen
Beispiel: Lavendel

Skorpion: Leidenschaftlich, eifersüchtig, mißtrauisch, opferbereit, bekämpft sich selbst
Duft: Unergründlich, geheimnisvoll, leidenschaftlich, warm. Beispiel: Moschuskörner

Schütze: Temperamentvoll, liebt die Freiheit, das Abenteuer, tolerant, rastlos, missioniert gerne
Duft: Warm, sonnig, nicht zu schwer
Beispiel: Ginster

Steinbock: Zäh, ausdauernd, maßregelnd, strukturierend, bürokratisch, melancholisch
Duft: Streng, holzig, herb, erdig, nüchtern
Beispiel: Zypresse

Wassermann: Eigenwillig, revolutionär, freiheitsliebend, Feind der Normen, selbstlos, Idealist
Duft: Belebend, zwanglos, etwas eigenwillig, luftig
Beispiel: Eisenkraut

Fische: Mystisch, träumerisch, unrealistisch, mitfühlend, absichtslos, wenig konkret, "rosarote Brille"
Duft: Samtig, weich, anschmiegsam
Beispiel: Rose

Einteilung der ätherischen Öle nach den Tierkreiszeichen

Widder: Cajeput, Eukalyptus glob., Ingwer, Kampher, Koriander,
Kreuzkümmel, Pfeffer, Rosmarin, Thymian

Stier: Benzoe, Eichenmoos, Fenchel, Karotte, Moschuskörner, Patchouli, Sandelholz, Styrax, Tolu, Vetiver, Ylang Ylang

Zwillinge: Bergamotte, Citronella, Grapefruit, Minzspitzen, Zitrone

Krebs: Cassia, Geranie, Jasmin, Kamille röm./wild, Melisse 30%/100%, Neroli marokk., Schafgarbe, Tonka

Löwe: Ginster, Ingwer, Kampher, Nelkenblätter, Neroli ital., Orange, Pfeffer, Santolin, Thymian rot/weiß, Zimtrinde

Jungfrau: Eichenmoos, Fichte, Kamille blau, Lärche, Latschenkiefer, Lavendel hybr., Majoran, Myrrhe, Myrte, Narde, Petit Grain, Rosenholz, Salbei, Tea-Tree, Weißtanne, Ysop, Zeder

Waage: Anis, Clementine, Honig, Lavendel fein/extra, Mandarine grün/rot, Melisse 30%, Narzisse, Schopflavendel, Speiklavendel

Skorpion: Angelikawurzel, Basilikum, Bohnenkraut, Cistrose, Estragon, Galbanum, Moschuskörner, Ylang-Ylang

Schütze: Bay, Dill, Ginster, Kardamom, Mimose, Tuberose, Vanille, Zimtblätter

Steinbock: Douglasie, Majoran, Meerkiefer, Wacholder, Weihrauch, Wiesenkönigin, Zirbelkiefer, Zypresse

Wassermann: Eisenkraut 100% / Grasse, Eukalyptus citriod./glob., Kakao, Lemongrass, Minzspitzen, Katzenminze, Spearmint

Fische: Immortelle, Iris, Melisse 100%, Muskatellersalbei, Palmarose, alle Rosenarten

Die einzelnen Planeten

Sonne: Symbol für Lebenswille, Vitalität, schöpferische Kraft, Selbstbewußtsein, Würde, das "Ego"
Duft: Strahlend, warm, trocken, golden, kräftig
Beispiel: Orange, Ingwer

Mond: Gefühl, Seele, Unterbewußtsein, Veränderlichkeit, Träume. Duft: Sanft, lieblich, anschmiegsam, einhüllend, gefühlsbetont
Beispiel: Jasmin, Kamille römisch

Venus: "Kleines Glück", Harmonie, Ästhetik, Kunst, sinnliche Wahrnehmung, Genuß, Sexualität
Duft: Schwer, erotisierend, einhüllend, geheimnisvoll
Beispiel: Ylang Ylang, Moschuskörner

Mars: Wille, Tatkraft, Kampfgeist, Aggression, Gewalt
Duft: Scharf, intensiv, zum Teil stechend
Beispiel: Bohnenkraut, Thymian

Merkur: Intellekt, Verstand, Kummunikation, Schrift, Sprache, keine eigene Individualität
Duft: Klar, rein, anpassungsfähig, gut mischbar mit anderen Ölen
Beispiel: Bergamotte, Lavendel

Jupiter: "Großes Glück", Expansion, Weisheit, Religion, Gesetz, Esoterik, Wohlwollen, Ehre
Duft: Strahlend, großzügig, optimistisch
Beispiel: Mimose, Tuberose

Saturn: Einschränkung, Begrenzung, Hindernisse, Einsamkeit, Fasten, Meditation, Struktur
Duft: Streng, holzig, strukturierend
Beispiel: Weihrauch, Zypresse

Uranus: Sprung aus der Norm, Umbruch, Veränderung, Beginn des Industriezeitalters
Duft: Eigenwilig, spritzig, frisch, schnell
Beispiel: Eukalyptus citriodora, Lemongrass

Pluto: Zwang, Macht, Gewalt, Kollektiv, Beginn des Atomzeitalters

Duft: Explosiv, scharf, stechend
Beispiel: Kampher

Neptun: Zersetzung, Täuschung, Illusion, Sucht, Vergiftung, kosmische Antenne
Duft: Dunkel, auflösend bis euphorisch, lieblich, zerfließend
Beispiel: Immortelle, Iris

Zuordnung der ätherischen Öle nach den Planeten

Sonne: Bergamotte, Ingwer, Mimose, Muskatnuß, Nelkenblätter, Neroli ital., Orange, Pfeffer, Santolin, Thymian rot/weiß, Zimtrinde

Mond: Cassia, Geranie, Jasmin, Kamille röm./wild, Melisse 100%, Neroli marokk., Schafgarbe

Merkur: Bergamotte, Citronella, Fichte, Grapefruit, Kamille blau, Lärche, Latschenkiefer, Lavendel hybr./fein/extra, Limette, Minzspitzen, Myrrhe, Myrte, Narde, Oregano, Petit Grain, Rosenholz, Salbei, Schopflavendel, Speiklavendel, Tea-Tree, Weißtanne, Ysop, Zeder, Zitrone

Venus: Anis, Benzoe, Clementine, Eichenmoos, Fenchel, Honig, Karotte, Mandarine grün/rot, Melisse 30%, Moschuskörner, Narzisse, Patchouli, Sandelholz, Styrax, Tolu, Vetiver, Ylang Ylang

Mars: Angelika, Basilikum, Bohnenkraut, Cajeput, Cistrose, Estragon, Eukalyptus glob., Galbanum, Ingwer, Kampher, Koriander, Kreuzkümmel, Moschuskörner, Pfeffer, Rosmarin, Thymian rot/weiß, Wacholder

Jupiter: Bay, Dill, Kardamom, Melisse 100%, alle Rosenarten, Tuberose, Vanille, Zimtblätter

Uranus: Eisenkraut 100% / Grasse, Eukalyptus citriod./glob., Kakao, Lemongrass, Minzspitzen, Spearmint, Katzenminze

Neptun: Immortelle, Iris, Muskatellersalbei, Palmarosa

Saturn: Douglasie, Majoran, Meerkiefer, Wacholder, Weihrauch, Wiesenkönigin, Zirbelkiefer, Zypresse
Pluto: Estragon, Galbanum, Kampher, Koriander, Pfeffer, Thymian rot/weiß

Auswahl der Öle

Als Grundsatzregel für den Hausgebrauch gilt:

Verlassen Sie sich auf Ihre Nase und Ihre Intuition, die Sie sicher führen werden und zu dem Öl greifen lassen, welches gerade in dieser Situation gut für Sie ist.
Aus der Sicht des Aromatherapeuten gibt es zwei verschiedene Kriterien bei der Auswahl:

1. Man verstärkt bestimmte bestehende Eigenschaften mit einem Öl.
2. Man vermittelt mit dem Öl fehlende Eigenschaften.

Beispiel:

Basisbetonte Öle für sehr aktive Menschen; Öle mit hoher Schwingung für schwerfällige Menschen; herzbetonte Öle für jemanden, der schwer die Mitte findet.

Mit etwas Übung werden Sie sehr schnell herausfinden, welche Schwingung dieses Öl aufweist, welche Farbe, Jahreszeit, Lebensalter, Geruch, Planet und Sternkreiszeichen sowie Kristall dazu paßt und für welchen Menschen es somit geeignet ist.

Die einzelnen ätherischen Öle

ANGELIKAWURZEL (ANGELICA ARCHANGELICA)

Wirkung:
Stärkt die Abwehrkräfte, bei Grippe, Stockschnupfen, aufbauend bei Verdauungsbeschwerden und Appetitlosigkeit, Blutarmut, Magengeschwüren. Bei Übelkeit (z.B. auf Reisen) 1 Tropfen Angelikawurzel auf die Handfläche geben und inhalieren.
Krampflösend, bei schmerzhafter Menstruation, blutreinigend, blutbildend.
Im Massageöl bei Rheuma, Muskel- und Nervenschmerzen. Harntreibend, bei Lähmungen.
Bei seelischer und körperlicher Schwäche und Erschöpfungszuständen.
In alten Zeiten verwendete man "Engelwurz" als Mittel gegen Geister, Kobolde und Hexenmagie.
Gewinnung:
Durch Wasserdampfdestillation aus den frischen oder zerkleinerten Wurzeln.
Aus 250 - 330 kg Wurzeln erhält man 1 l ätherisches Öl.
Duft: Herb-süßlich, aromatisch.
Element: Erde / Feuer
Basisnote
Tierkreiszeichen: Skorpion
Planet: Mars

ANIS (PIMPINELLA ANISUM)

Wirkung:
Schleimlösend im Atmungsbereich, auswurffördernd, bei chronischer Bronchitis. Bei Niesanfällen ist es wirksam, 5 Tropfen Anisöl (vermischt mit etwas Mandelöl) über den Halswirbeln einzumassieren.

Entblähend, krampflösend, harntreibend, bei nervösen Verdauungsbeschwerden, fördert die Milchbildung, gegen Flöhe und Kleiderläuse.
In der Duftlampe auch gegen schlechte Träume hilfreich.
Er stimmt optimistisch, macht uns diplomatisch und fördert unser Verständnis und unsere Anpassungsfähigkeit.
Vorsicht bei Einnahme!
Es darf nicht über längere Zeiträume und/oder in zu hohen Dosen eingenommen werden. Dies kann zu Benommenheit, Magenreizungen und Nierenstörungen führen!
Hoher Cumaringehalt! Macht Lichtflecken!
Gewinnung:
Durch Wasserdampfdestillation der zerkleinerten Samen (bei niedriger Temperatur erstarrt Anisöl).
Aus 35 - 50 kg Samen erhält man 1 l Anisöl.
Duft: Süß-würzig.
Element: Feuer / Wasser
Herznote
Tierkreiszeichen: Waage
Planet: Venus

BASILIKUM (OCIMUM BASILICUM)

Wirkung:
Bei Bronchitis, Keuchhusten, Atembeschwerden, bei Stirn- und Nebenhöhlenverstopfungen, Magen- und Darmkrämpfen, Schlukkauf, Gicht, menstruationsfördernd, Lähmungen.
Es wirkt juckreizlindernd bei Insektenstichen und ist ein insektenabweisendes Öl.
Bei Migräne. Stärkend im Bereich des Nervensystems z.B. bei Nervenschwäche, nervöser Schlaflosigkeit, leichten Angsterscheinungen, depressiven Verstimmungen (Melancholie), geistiger Überanstrengung, anregend,
Basilikum stimuliert das Gehirn (Intelligenz und Gedächtnis). Es fördert unsere geistige Wendigkeit und Diplomatie.

In Indien wird eine bestimmte Basilikumart in den Ayurveden erwähnt und als heilig verehrt.
Nicht für Epileptiker und Schwangere!
Gewinnung:
Durch Wasserdampfdestillation aus den blühenden Spitzen.
Aus 500 - 1000 kg Pflanzen erhält man 1 l Basilikumöl.
Duft: Scharf, aufdringlich wie Minze, gewürznelkenartig.
Element: Feuer / Erde
Leichte Basisnote
Tierkreiszeichen: Skorpion
Planet: Mars

BAY (PIMENTA RACEMOSA)

Wirkung:
Antiseptisch, bei Erkältungen, Bronchialerkrankungen, verdauungsfördernd, durchblutungsfördernd, zur Haarpflege (haarwuchsanregend).
Dieses Öl wird gerne als Basisnote in Bädern, Körperölen, Parfüms, Haarshampoos und Haarkuren verwendet.
Entspannend, nervenberuhigend, bei Antriebslosigkeit.
Gewinnung:
Durch Wasserdampfdestillation aus den Blättern des Bay-Baumes (Myrtengewächs). Aus 100 kg Blättern erhält man 1 l Öl.
Duft: Warm, süß, würzig (ähnlich wie Nelkenöl).
Element: Erde / Feuer
Basisnote
Tierkreiszeichen: Schütze
Planet: Jupiter

BENZOE (STYRAX TONKINENSIS)

Wirkung:
Antiseptisch, wundheilend, bei Hautreizungen, hautpflegend, bei Entzündungen, schleimlösend, bei Husten, Bronchitis, Asth-

ma, kreislaufanregend, herzstärkend, bei Arthritis und Gicht, harnfördernd.
Wird gerne in der Kosmetik als Fixativ verwendet, konservierend. Ausgleichend, beruhigend, sinnlich, bei Streß und Depressionen. Benzoe ist ein gebräuchlicher Bestandteil von Räucherwerken und wurde in früheren Zeiten bei Räucherungen verwendet, um böse Geister zu vertreiben. Sein Duft unterstützt die Entwicklung geistiger Fähigkeiten und verstärkt unsere Auffassungsgabe. Nicht innerlich einnehmen!
Gewinnung:
Auszug aus dem Harz des Benzoebaumes, welches sich durch tiefe Einschnitte in die Rinde der Bäume langsam absondert. Beste Extraktion durch Alkohol.
Aus 1,5 kg Harz erhält man 1 kg Extrakt.
Duft: Sirupartig, süßlich, ähnlich wie Vanille.
Element: Wasser / Erde
Leichte Basisnote
Tierkreiszeichen: Stier
Planet: Venus

BERGAMOTTE (CITRUS BERGAMIA)

Wirkung:
Hautpflegend, fördert die Vernarbung und Heilung von Wunden, gut bei Akne, für schnelle Hautbräunung geeignet, desodorierend, bei Fieber, Halsentzündung (Gurgeln), magenstärkend, Magersucht, Appetitlosigkeit, fördert die Bildung von Verdauungsenzymen, bei Darminfektion und Parasiten, Scheidenpilz, Krampfadern.
Bei Depressionen, Angstzuständen, stimmungshebend.
Es gibt kaum jemanden, der Bergamotteöl nicht mag. Konzentrationsfördernd und erfrischend. Sehr gut in der Duftlampe am Arbeitsplatz. Bergamotte ist ein "erhellendes" Öl, welches uns Vertrauen in unsere eigenen Kräfte gibt und uns das Ziel all unserer Unternehmungen wieder klarer scheinen läßt. Es aktiviert die "Lichtkräfte".

Wird zum Aromatisieren von "Earl Grey Tee" verwendet.
Im Sonnenöl kann Bergamotte zur Entstehung von Sonnenflecken und bei sensiblen Hauttypen zu Allergien führen!
Gewinnung:
Durch Auspressen der Schale der Bergamottefrucht (eine birnenförmige Zitrusfrucht).
Aus 200 kg Schalen erhält man 1 l Bergamotteöl.
Duft: Zitrusartig, frisch, ist Hauptbestandteil des "Eau de Cologne".
Element: Luft / etwas Feuer
Kopfnote
Tierkreiszeichen: Zwilling
Planet: Merkur, Sonne

BOHNENKRAUT (SATUREJA HORTENSIS)

Wirkung:
Bei Bronchitis, magenstärkend, blähungswidrig, bei Darminfektionen, Durchfall, wurmtreibend, krampflösend, sexuell anregend. Anregend auf den Geist, stimuliert den Intellekt.
Bohnenkrautöl wirkt entspannend - es schafft eine harmonische Basisstimmung für neue Aktivitäten.
Bei Schwerhörigkeit: ca. 20 Tropfen in 0,2 l Öl auflösen, mehrmals täglich davon in den Gehörgang träufeln.
Dieses Öl darf nicht in der Schwangerschaft verwendet werden!
Gewinnung:
Durch Wasserdampfdestillation des ganzen Krautes.
Aus 125 - 550 kg Kraut erhält man 1 l Bohnenkrautöl.
Duft: Würzig, pfeffrig
Es wird auch Pfefferkraut genannt, da es früher oft als Ersatz für den teuren Pfeffer verwendet wurde.
Element: Feuer / Erde
Basisnote
Tierkreiszeichen: Skorpion
Planet: Mars

CAJEPUT (MELALEUCA LEUCADENDRA)

Wirkung:
Bei Akne, Schuppenflechte, Schnupfen, Bronchitis, Asthma, Rachenentzündung, Zahnschmerzen, Ohrenschmerzen, Magenkrämpfen, Dünndarmentzündung, Blasenentzündung, Rheuma, Gicht, Menstruationsschmerzen, Nervenschmerzen.
Cajeputduft vermittelt ein Gefühl der Sicherheit und hilft, wenn unsere Lebenskontinuität ins Wanken geraten ist.
Gewinnung:
Durch Wasserdampfdestillation der frischen Zweigspitzen und Blätter des Cajeputstrauches.
Man erhält 1 l Cajeputöl aus 100 - 125 kg Pflanzenmaterial.
Duft: Ähnlich wie Eukalyptus, etwas milder.
Element: Luft / Feuer
Kopfnote
Tierkreiszeichen: Widder
Planet: Mars

CASSIA (CINNAMOMUM AROMATICUM)

Wirkung:
Wärmend bei Unterkühlung, Erkältungskrankheiten, desodorierend, für Mundwässer, blutbildend (rote Blutkörperchen), appetitanregend, bei Magen- Darminfektionen, Durchfall, bei schwacher oder ausbleibender Menstruation, sorgt für die Ausgewogenheit aller Körpersäfte, durchblutungsfördernd, bei rheumatischen Erkrankungen.
Regt die Kreativität, Phantasie und das Träumen an, einhüllend, gibt innere Wärme und Geborgenheit, löst aus seelischer Verhärtung und Erstarrung.
Gewinnung:
Aus den Blüten der fornesischen Akazie (Mittelmeerraum, ursprünglich Indien). Wasserdampfdestillation. 70 kg ergeben 1 l Öl
Duft: Warm, würzig, zimtig.

Element: Feuer / Erde
Schwere Herznote
Tierkreiszeichen: Krebs
Planet: Mond

CISTROSE (CISTUS LADANIFER)

Wirkung:
Fördert die Wundheilung, bei Hauterkrankungen, Schuppenflechte, erwärmend, bei Durchblutungsstörungen, krampfartiger Menstruation, Blasentzündung, regt den Lymphfluß an.
Da dieser Duft tief in die Seele eindringt und dort seine Wärme vermittelt, galt Cistrose früher als Heilmittel für Menschen, die unter Gefühlskälte leiden.
Das Harz (Labdanum genannt) wird zum Räuchern verwendet. Stark erwärmend und reinigend. Ist Bestandteil des Kardinalsweihrauches.
Cistrose ist keine Rosenart, sondern ein kleiner Strauch aus dem Mittelmeerraum mit weißen, rosa oder gelblichen Blüten (ähnlich wie Rosenblüten).
Nicht innerlich einnehmen!
Gewinnung:
Durch Wasserdampfdestillation aus den Blättern und Zweigen.
Aus 17 kg Material erhält man 1 l Öl.
Duft: Schwer, warm und würzig.
Element: Erde / Feuer
Basisnote
Tierkreiszeichen: Skorpion
Planet: Mars

CITRONELLA (CYMBOPOGON NARDUS)

Wirkung:
Bei Schnupfen und fieberhaften Infekten, Schweißfüßen, Fußpilz, zur Luftreinigung, (hauptsächlich verwendet in der Seifenher-

stellung und für Gesichtstonika). Bei Migräne, ist aktivierend, belebend, bei Müdigkeit, Frustration, fördert die Kreativität. Löst seelische Erstarrung und läßt Leben wieder einfließen.
Dieses Öl wird meistens zum Strecken anderer ätherischer Öle verwendet, die im Preis teurer sind. Das in Apotheken angebotene Melissenöl ist fast immer Citronellaöl, welches über Melissenblättern destilliert wurde. Auch Eisenkrautöl wird gerne damit gestreckt.
Vorsicht: Leicht hautreizend, kann zu Allergien und Lichtflecken führen!
Gewinnung:
Durch Wasserdampfdestillation des Citronellagrases.
100 kg Kraut ergeben 1 l Öl.
Duft: Frisch, herb, leicht süßlich.
Element: Luft
Kopfnote
Tierkreiszeichen: Zwilling
Planet: Merkur

CLEMENTINE (CITRUS DELICIOSA)

Wirkung:
Ein sehr angenehm duftendes Fruchtöl, wunderbar geeignet zum Aromatisieren von Süßspeisen, Eis, Limonade. In der Duftlampe besonders beliebt bei Kindern und "Junggebliebenen".
Clementine ist anwendbar wie Mandarine, ihr Duft ist noch etwas feiner.
Gewinnung:
Durch Kaltpressung aus den Fruchtschalen.
Aus 140 kg Schalen erhält man 1 l Öl.
Duft: Fruchtig, süß, warm.
Element: Luft / wenig Feuer
Kopfnote
Tierkreiszeichen: Waage
Planet: Venus

DILL (ANETHUM GRAVEOLENS)

Wirkung:
Wirkt schleimlösend auf die Bronchien, regt den Appetit an, entkrampfend auf den Magen-Darmtrakt, bei nervösem Schlukkauf und Erbrechen, Schwangerschaftserbrechen, Blähungen, harntreibend, menstruationsfördernd, wirkt milchbildend beim Stillen, beruhigend.
Diesem Duft sagt man nach, daß er die sinnlichen Triebe dämpfe und uns Mut gibt.
Das Dillöl läßt sich hervorragend zum Würzen von Speisen verwenden.
Gewinnung:
Durch Wasserdampfdestillation aus der ganzen Pflanze.
Aus 66 - 330 kg Pflanzenmaterial erhält man 1 l Öl.
Duft: Würzig, frisch.
Element: Luft / Feuer
Kopfnote und Herznote
Tierkreiszeichen: Schütze
Planet: Jupiter

DOUGLASIE (PSEUDOTSUGA MENZIESII)

Wirkung:
Vertieft die Atmung und reinigt die Luft,bei Bronchialerkrankungen, Tuberkulosenachbehandlung, regt die Hautentgiftung an. Im Massageöl zur Einreibung bei Rheuma, Gicht, Nervenschmerzen. Auch für Herrenparfüms und Rasierwasser geeignet.
Gewinnung:
Durch Wasserdampfdestillation der Zweige des Kieferngewächses. Aus 120 kg Zweigen erhält man 1 l Öl.
Duft: Zitrusartig, frisch, leicht herb.
Element: Erde / etwas Luft
Basisnote und Kopfnote
Tierkreiszeichen: Steinbock
Planet: Saturn

EICHENMOOS (EVERNIA PRUNASTRI)

Wirkung:
Schlaffördernd, leicht erotisierend.
Eine interessante Duftnote in Mischungen für Parfüms, Aftershaves, Körperöle.
Es ist ein natürliches Fixativ, d.h. es hält sich und andere Öle lange auf der Haut.
Wenn dieses Öl nicht gestreckt wird, erhält man eine zähe, grüne Masse. Es kann mit dem Spatel entnommen werden und löst sich in Alkohol durch Verrühren und Schütteln in Öl.
Nicht innerlich anwenden!
Gewinnung:
Durch Extraktion des Mooses mit Alkohol.
50 kg Moos ergeben 1 l Öl.
Duft: Waldig, erdig, moosig.
Element: Erde / Wasser
Basisnote
Tierkreiszeichen: Stier, Jungfrau
Planet: Venus

EISENKRAUT (VERBENAGEWÄCHS LIPPIA CITRIODORA)

Wirkung:
Antiseptisch, hautpflegend, bei fetter Haut, Akne, schwachem Bindegewebe, gut fürs Herz, bei Magenschwäche, Darmentzündungen, fördert die Milchbildung, wehenfördernd, anregend, erfrischend, motivierend, bei Antriebslosigkeit.
Dieser Duft hilft uns in Situationen, wo wir über uns "hinausgehen", über unsere Grenzen schreiten und bringt uns die Schönheit des Moments näher.
In der Duftlampe unterstützt Eisenkraut unsere Konzentrationsfähigkeit, erfrischt und hilft, unsere Kombinationsfähigkeit beim Denken zu steigern, wirkt beruhigend.
Es ist sehr beliebt in der Kosmetikindustrie, nur wird fast immer

eine sehr billige Qualität verwendet. Eisenkraut ist auch ein wertvolles "Sportöl".
Nicht für Schwangere geeignet!
Vorsicht: Kann Lichtflecken erzeugen!
Gewinnung:
Durch Wasserdampfdestillation aus den Blättern.
Eisenkraut wird oft mit Lemongrass gemischt (z.B. Eisenkraut Grasse)
Für 1 l Eisenkrautöl benötigt man 100 kg Blätter.
Duft: Angenehm frisch und süß.
Element: Luft / Wasser
Kopfnote
Tierkreiszeichen: Wassermann
Planet: Uranus

ESTRAGON (ARTEMISIA DRACUNCULUS)

Wirkung:
Abwehrsteigernd, verdauungsfördernd, appetitanregend, bei Magenkrämpfen, Schluckauf, Darmparasiten, stärkt das Herz, durchblutungsfördernd, reguliert den Menstruationsrhythmus, stimulierend bei Schwäche.
Estragon ist eine beliebte alte Gewürzpflanze - als Heilkraut ist sie eher in Vergessenheit geraten.
Gewinnung:
Durch Wasserdampfdestillation aus Blüten, Stengeln und Blättern.
Aus 100 - 125 kg Pflanzen erhält man 1 l Estragonöl.
Duft: Kräftig und würzig.
Element: Erde / Feuer
Basisnote und Herznote
Tierkreiszeichen: Skorpion
Planet: Mars, Pluto

EUKALYPTUS (EUCALYPTUS GLOBULUS)

Wirkung:
Antiseptisch, bei unreiner Haut, Akne, Schuppen, stärkt das Immunsystem, wirkt antiviral, fiebersenkend, bei Grippe (inhalieren und in der Duftlampe), Halsentzündung, Angina, Scharlach, Stirnhöhlenentzündung, Bronchitis, Heuschnupfen, Heufieber, steigert die Herztätigkeit, bei Darmparasiten, Diabetes, bei rheumatischen Beschwerden, Nervenentzündung.
Fördert die Erfahrung der Verbundenheit mit allen Dingen und Wesen, allem Sein.
Sehr wirksam gegen Insekten! Vorsicht: Hautreizend!
Gewinnung:
Durch Wasserdampfdestillation aus den jüngeren Blättern. Die Heimat dieser Bäume ist Australien. Heute wachsen sie auch rund um das Mittelmeer. (Myrtengewächs).
Aus 50 kg Blättern erhält man 1 l Öl.
Duft: Scharf, frisch.
Element: Luft / Feuer
Kopfnote
Tierkreiszeichen: Widder, Wassermann
Planet: Mars, Uranus

EUKALYPTUS CITRIODORA:

Mehr Zitruskomponente im Duft (citronellaartig).
90 kg Blätter ergeben 1 l Öl.
Tierkreiszeichen: Wassermann
Planet: Uranus

FENCHEL SÜSS (FOENICULUM VULGARE DULCE)

Wirkung:
Schleimlösend, bei kurzer pfeifender Atmung, anregend und er-

wärmend auf Magen und Verdauung, krampflösend. Bei Blähungen, Verstopfung, Schluckauf, Übelkeit, Brechreiz, harntreibend, östrogenähnliche Wirkung, menstruationsfördernd, bei Beschwerden der Wechseljahre, milchanregend. Bei Gicht, Nierensteinen, bei älterer Haut zur Regulierung des Feuchtigkeitsgehaltes.
Fenchel soll auch bei Fettleibigkeit helfen. Ebenso wird das Fenchelöl zur Vergrößerung und Straffung der Brust verwendet.
Er soll das Sehvermögen kräftigen (Fenchelwasser bei Augenkrankheiten).
Fencheldufт ordnet unser Gefühlsleben, wirkt stabilisierend und fördert den "mütterlichen" Aspekt in uns (sorgende Anteilname an anderen).
Eines der ältesten Heilpflanzen - schon die Ägypter, Chinesen, Inder und Griechen schätzten den Fenchel, der auch genommen wurde, um böse Geister und magische Einflüsse abzuhalten.
Nicht für Epileptiker geeignet!
Gewinnung:
Durch Wasserdampfdestillation aus den Samen.
50 kg Samen ergeben 1 l Öl.
Duft: Süßlich, anisähnlich.
Element: Erde / Feuer
Schwere Herznote
Tierkreiszeichen: Stier
Planet: Venus

FICHTENNADEL (ABIES SIBIRICA)

Wirkung:
Antiseptisch, schleimlösend, hilft bei Erkältung, Husten, Bronchitis, wirkt durchblutungsfördernd, bei Muskelverspannungen, rheumatischen Beschwerden.
Fichtennadel eignet sich gut für Bäder, Inhalationen, in der Sauna, für die Duftlampe und das Aerosol-Gerät.
Gewinnung:
Durch Wasserdampfdestillation der kleinen benadelten Zweige.

100 kg Material ergeben 1 l Öl.
Duft: Würzig, waldig, frisch.
Element: Erde / etwas Luft
Basisnote
Tierkreiszeichen: Jungfrau
Planet: Merkur

GALBANUM ("MUTTERHARZ" - FERULA GUMMOSA)

Wirkung:
Wundheilend, bei Hautproblemen, Akne, auch bei Geschwüren und Drüsenschwellungen, schleimlösend, wirkt krampflösend auf Magen-Darmtrakt, anregend auf Leber und Galle, menstruationsfördernd, stärkt die weiblichen Unterleibsorgane, bei Rheuma. Wirkt beruhigend, bei Hysterie, Platzangst.
Sein häufigstes Anwendungsgebiet ist als Fixativ in der Parfümherstellung.
Nicht innerlich einnehmen!
Gewinnung:
Aus dem Harz einer aus Irak, Iran und Afghanistan stammenden Fenchelart.
5 kg Harz ergeben 1 l Öl.
Duft: Würzig, herb, laubartig.
Element: Erde / Feuer
Basisnote
Tierkreiszeichen: Skorpion
Planet: Mars, Pluto

GERANIE (PELARGONIUM GRAVEOLENS)

Wirkung:
Geranie ist eines der wichtigsten Hautpflegeöle (reinigend und adstringierend), fördert Vernarbung und Heilung von Wunden, bei Geschwüren, Hautkrankheiten, Schuppenflechte, Akne, Gür-

telrose. Wirkt blutstillend, schmerzlindernd, bei Diabetes, Nierensteinen, Kreuzschmerzen, Gesichtsneuralgien, Stauungen in den Brüsten; bei nervösen Spannungen, Ängstlichkeit, Depressionen, wird auch als "Stimmungsmittel" mit Erfolg eingesetzt.
Geranie schafft eine frische Atmosphäre, hilft bei Kommunikationsproblemen. In der Duftlampe sehr zu empfehlen in Büros und bei Geschäftsbesprechungen.
Nicht innerlich einnehmen!
Gewinnung:
Durch Wasserdampfdestillation aus den Blättern.
Das hochwertige Öl kommt von der Insel Reunion (bei Madagaskar), welches "Geranie Bourbon" genannt wird.
80 kg Blätter ergeben 1 l Öl.
Duft: Eine Mischung aus harzig, zitrusartig und rosenähnlich.
Element: Wasser / etwas Erde
Herznote
Tierkreiszeichen: Krebs
Planet: Mond

GINSTER (SPARTIUM JUNCEUM)

Wirkung:
Hautpflegend, für Parfüms und Gesichtscremes, reguliert die Herztätigkeit und das vegetative Nervensystem.
Vertreibt trübe Gedanken, stimmt sonnig und heiter ("Sommeröl"), beflügelt die Phantasie, positive Wirkung auf Verhandlungen.
Der intensive Duft entfaltet sich erst bei starker Verdünnung!
Nicht innerlich einnehmen!
Gewinnung:
Extraktion aus den Blüten, vorzugsweise Alkohol.
Aus 3,5 Tonnen Blüten erhält man 1 l Öl.
Duft: Honigartig, frisch.
Element: Wasser / Feuer
Herznote

Tierkreiszeichen: Löwe, Schütze
Planet: Sonne, Jupiter

GRAPEFRUIT (CITRUS PARADISI)

Wirkung:
Hautstraffend, regt den Lymphfluß an, appetitanregend, erfrischend, kühlend, stärkend, bei Müdigkeit, Überanstrengung (Sport, Streß). Es zählt zu den sogenannten Sportölen.
Ausgleichend, euphorisierend. Da es kühlend wirkt, wird es im Winter am besten mit "wärmenden" Düften (z.B. Zimt, Zeder) gemischt.
Grapefruit ist ein sehr beliebtes Öl in der Duftlampe, im Bad und in der Naturküche (z.B. zum Aromatisieren von Desserts).
Kann Lichtflecken erzeugen!
Gewinnung:
Durch Auspressen der Schale der Zitrusfucht.
Aus 200 - 250 kg Schalen erhält man 1 l ätherisches Öl.
Duft: Agrumig, süßlich, zart, frisch, leicht bitter.
Element: Luft / Luft
Kopfnote
Tierkreiszeichen: Zwilling
Planet: Merkur

HONIGESSENZ (BIENENWABEN MIT HONIG DER APIS MELLEFICA)

Wirkung:
Sehr hautpflegend, für empfindliche und entzündete Haut, beruhigend.
Die besten Anwendungsgebiete sind: Bäder, Duftlampe, Cremes, Duftöle und beim Kochen.
Nicht bei Propolisallergie verwenden!

Gewinnung:
Aus dem Honig. Läßt sich nur mit Lösungsmitteln ausziehen; am besten mit Alkohol, denn da bleiben keine giftigen Rückstände.
800 kg Honig ergeben 1 l Honigessenz.
Duft: Süß und warm - wie Honig.
Element: Erde / etwas Wasser
Schwere Herznote
Tierkreiszeichen: Waage
Planet: Venus

IMMORTELLE (HELICHRYSUM ITALICUM)

Wirkung:
Bei Hauterkrankungen, Schuppenflechte, Ekzemen, wirkt auch entgiftend und regt den Lymphfluß an, bei Bronchitis, Husten, Leber-, Gallen-, Bauchspeicheldrüsen-, Magen- und Milzproblemen, Diabetes, Durchblutungsstörungen, Menstruationsproblemen.
Immortelle gilt als "Schwellenöl" - zur Unterstützung, wenn man im geistigen Bereich "einen Schritt weiter" zu machen hat. Es erdet uns, wenn wir zu stark "im Kopf" leben.
Kein Öl für Anfänger! Kann an viel Angst und Todeserlebnisse heranführen.
Wird auch als Fixativ verwendet.
Nicht innerlich einnehmen!
Gewinnung:
Durch Wasserdampfdestillation der ganzen Pflanze.
Der Ertrag ist 0,07 - 0,09 %. 75 kg Pflanzenmaterial ergeben 1 l Öl.
Duft: Herb, holzig.
Element: Erde / Feuer
Basisnote
Tierkreiszeichen: Fische
Planet: Neptun

INGWER (ZINGIBER OFFICINALE)

Wirkung:
Bei Fieber, Atemproblemen, Blähungen, Durchfall, Verdauungsschwäche, stärkt die Milz und wirkt wärmend auf den Verdauungstrakt, bei Rheuma, Impotenz.
Gibt Energie, wirkt harmonisierend und hilft bei Entscheidungen in Geschmacksfragen.
Ingwer ist schon seit der Antike als Gewürz- und Heilpflanze bekannt.
Gewinnung:
Durch Wasserdampfdestillation aus den Wurzeln.
25 kg Wurzeln ergeben 1 l Öl.
Duft: Frisch, leicht scharf.
Element: Feuer / Feuer
Basisnote
Tierkreiszeichen: Widder, Löwe
Planet: Mars, Sonne

IRIS (IRIS FLORENTINA)

Wirkung:
Hautreinigend, entzündungshemmend, blutreinigend, schleimlösend, harntreibend. Die Wurzel wirkt schmerzstillend beim Zahnen der Kleinkinder.
Ihr milder Duft stimmt versöhnlich, schafft Harmonie mit sich und der Umwelt, ist sehr hilfreich bei Melancholie, Anspannung und Frustration, regt die innere Kreativität stark an. Man sagt, daß dieser Duft seelische Wunden heilen und Löcher in der Aura stopfen kann.
Iris wird gerne als Fixativ und für Veilchenparfüms verwendet. Sehr beliebt auch in Hautcremes, Seifen und in Hautreinigungslotionen.
Gewinnung:
Durch Wasserdampfdestillation der Wurzel, die zuvor 2 - 3 Jahre

gelagert wird. Aus 700 kg Wurzeln erhält man 1 l Öl.
Duft: Veilchenartig, mild, zart.
Element: Wasser / etwas Erde / Luft
Herznote und Basisnote
Tierkreiszeichen: Fische
Planet: Neptun

JASMIN (JASMINUM GRANDIFLORUM)

Wirkung:
Bei Hautproblemen, Ekzemen, Dermatitis, beeinflußt den weiblichen Hormonhaushalt, wirkt menstruationsfördernd, bei Impotenz, Frigidität, es fördert die Milchbildung und die Wehentätigkeit.
Schon vor langer Zeit wußte man in China und Indien um die sinnlich-erotische Wirkung von Jasmin. Sein Duft soll auch bedrückte Atmosphäre reinigen, die Lebensgeister wecken, die Stimmung heben und bei Angstzuständen und Depressionen wirken.
Unsere Abenteuerlust wird durch Jasmin angeregt.
Man nennt Jasmin auch den "König der Düfte".
Nicht innerlich einnehmen!
Nicht in der Schwangerschaft, aber sehr gutes Geburtsöl !
Gewinnung:
Jasminöl wird heute nur noch mit Lösungsmitteln hergestellt.
Da man für 1 l Jasminöl ungefähr 8 Millionen Blüten benötigt, ist es eines der teuersten Öle überhaupt.
Duft: Exotisch, rosenähnlich.
Element: Wasser / etwas Erde
Herznote
Tierkreiszeichen: Krebs
Planet: Mond

KAKAO (THEOBROMA CACAO)

Wirkung:
Appetitanregend, ausgleichend, Antistreßöl, für Aromaküche und Kinderaromatherapie sehr gut geeignet.
Gewinnung:
Extrakt aus der Kakaobohne, vorzugsweise Alkohol.
Aus 13 kg Bohnen erhält man 1 l Öl.
Duft: Warm, vanilleartig
Element: Erde / Wasser
Leichte Basisnote
Tierkreiszeichen: Wassermann
Planet: Uranus

KAMILLE BLAU (MATRICARIA RECUTITA)
KAMILLE RÖMISCH (CHAMAEMELUM NOBILE)
KAMILLE WILD (ORMENSIS MULTICAULI)

KAMILLE BLAU

Wirkung:
Wird in erster Linie äußerlich verwendet, hat hohen Azulengehalt.
Antiseptisch, entzündungshemmend, wundheilend, vernarbungsfördernd, besonders bei irritierter, getrockneter Haut,
bei Akne, Verbrennungen, Sonnenbrand, Abszessen, Geschwüren, Allergien, Zahnfleischbluten, Haarausfall.

KAMILLE RÖMISCH

Wirkung:
Schweißtreibend, fiebersenkend, bei Stockschnupfen, Nasennebenhöhlenentzündung, schmerzstillend bei Zahn- und Ohrenschmerzen, Zahndurchbruch bei Säuglingen, blutbildend bei Anämie, regt auch die Bildung weißer Blutkörperchen an, kram-

pflösend bei Nabelkoliken bei Kindern, Magen- Darmgeschwüren, regt die Verdauung an, bei Übelkeit, Erbrechen, Leber- und Gallebeschwerden, Gelbsucht, Harnsteinen, Menstruationskrämpfen, Rheuma, Migräne.
Kamille kann dabei helfen, Unzufriedenheit, Ärger und Schmerz loszulassen und die zugrundeliegende Egozentrik aufzugeben.
Wirkt antidepressiv, bei Schlafstörungen, Hysterie.
Kamille schafft ein angenehmes inneres Gleichgewicht und hilft uns beim körperlichen wie geistigen Verarbeiten von Erfahrungen und Eindrücken. Sie beruhigt und stimuliert zugleich.
Kamille ist eine der ältesten und wertvollsten Heilpflanzen überhaupt. Sehr gut für die Duftlampe im Kinderzimmer (zum Einschlafen oder bei Angstträumen).
Kamille wild ähnelt in der Wirkung der römischen Kamille, ist aber psychisch nicht so stark wirksam.

Gewinnung:
Durch Wasserdampfdestillation aus den Blüten.
Bei der blauen Kamille sind 340 kg nötig.
bei der römischen Kamille 170 kg und bei der wilden Kamille 200 kg. Echte Kamillenessenz ist sehr teuer!

Duft: Warm, krautig bis leicht blumig (römische Kamille)
Element: Wasser / etwas Feuer
Schwere Herznote
Tierkreiszeichen und Planet:

Kamille blau	- Jungfrau und Merkur
Kamille römisch	- Krebs und Mond
Kamille wild	- Krebs und Mond

KAMPHER (CINNAMOMUM CAMPHORA)

Wirkung:
Antiseptisch, wundheilend, bei Akne, Hautproblemen, fiebersenkend, schweißtreibend, bei Erkältungen, Bronchitis, Lungenentzündung, blutdrucksteigernd, anregend für Kreislauf, Herz, und Verdauung, bei Schock, durchblutungsfördernd, Rheuma,

schmerzlindernd, krampflösend, bei Neuralgien.
Kampher ist eine sehr alte Heilpflanze. Seine Verwendung im asiatischen Raum geht über zweitausend Jahre zurück.
Nicht innerlich einnehmen!
Nicht in der Schwangerschaft! Nicht für Epileptiker geeignet!
Gewinnung:
Aus dem Holz der bis zu 30 m hohen Kampherbäume.
40 kg Holz ergeben 1 l Öl.
Da sich der Kampher erst später im Baum bildet, wartet man, bis der Baum mindestens fünfzig Jahr alt wird. Die Wirkungsweisen von Kampherbäumen können sehr widersprüchlich (gegensätzlich) sein, da seine Wirkung von den Reaktionen des Menschen abhängt, der ihn verwendet. 80 - 90 % im Handel befindlicher Kampher ist synthetisch.
Duft: Scharf und anregend, ähnlich wie Eukalyptus.
Element: Feuer / Luft
Kopfnote
Tierkreiszeichen: Widder, Löwe
Planet: Mars, Pluto

KARDAMOM (ELETTARIA CARDAMOMUM)

Wirkung:
Antiseptisch, krampflösend, bei Husten, verdauungsfördernd, magenstärkend, bei Kopfschmerzen, Sodbrennen, Übelkeit, Blähungen. Als ätherisches Öl ist Kardamom noch nicht lange in Verwendung.
Gewinnung:
Durch Wasserdampfdestillation aus den Samen.
Aus 20 kg Samen erhält man 1 l Öl.
Duft: Warm, süßlich, würzig.
Element: Erde / Feuer
Leichte Basisnote
Tierkreiszeichen: Schütze
Planet: Jupiter

KAROTTE (DAUCUS CAROTA)

Wirkung:
Dieses Öl wird in erster Linie zur Hautpflege verwendet. Es enthält Provitamin A und Vitamin F.
Nährt, strafft und revitalisiert die Haut; bei Akne, Abszessen, Geschwüren, Furunkeln. Regt den Lymphfluß an, ist blutbildend und milzstärkend, bei Leber- und Gallenproblemen.
Speziell in selbsthergestellten Sonnenölen ist Karotte ein sehr wertvoller Bestandteil. Nur wenige Tropfen davon in 50 ml Jojobaöl ergeben ein hautnährendes und -glättendes Pflegeöl. Im Sonnenöl beschleunigt es die Bräunung durch Herabsetzen der Lichtempfindlichkeit. Dieser Effekt kann in manchen Gegenden auch zu Problemen führen (Ozonloch).
Gewinnung:
Durch Wasserdampfdestillation der Karottensamen.
Aus 65 - 100 kg Samen erhält man 1 l Karottensamenöl.
Duft: Angenehm warm, würzig.
Element: Erde / etwas Wasser
Leichte Basisnote
Tierkreiszeichen: Stier
Planet: Venus

KORIANDER (CORIANDRUM SATIVUM)

Wirkung:
Bei Blähungen, Magenschwäche, Krämpfen, regt die Bauchspeicheldrüse an, Menstruationsstörungen. Bei nervöser Erschöpfung und Appetitlosigkeit.
Koriander entspannt uns einerseits, stimuliert andererseits unser schöpferisches Denken und verbessert unser Gedächtnis. Angeblich kann man nicht lügen, wenn sich der Duft im Raum befindet.
In der alten Volksmedizin galt er als Aphrodisiakum.
Nicht in der Schwangerschaft verwenden!

Gewinnung:
Durch Wasserdampfdestillation aus der Frucht (den Samen).
Aus 100 kg Samen erhält man 1 l Korianderöl.
Duft: Stark würzig, sehr intensiv.
Element: Erde / Feuer
Basisnote und Herznote
Tierkreiszeichen: Widder
Planet: Mars, Pluto

KREUZKÜMMEL (CUMINUM CYMINUM)

Wirkung:
Appetitanregend, bei nervösen Verdauungsbeschwerden, krampflösend, bei Gallenkoliken, blähungswidrig, Luftschlucken, wurmtreibend, bei Kopfschmerzen, Zahnschmerzen, rheumatischen Schmerzen, Herzflattern, Schwindelzuständen, harntreibend, erleichternd bei Menstruationsstörungen, milchfördernd, erotisierend.
Kümmel ist ein sehr beliebtes Gewürz im deutschsprachigen Raum. Kreuzkümmel ist eine indische Kümmelart, die wärmer riecht als der einheimische. In kleinen Mengen ist das ätherische Öl ein hervorragendes Würzmittel.
In erotischen Duftmischungen kann dieser Duft das "Tüpfelchen auf dem i" sein.
Stark hautreizend! Nicht in der Schwangerschaft!
Gewinnung:
Durch Wasserdampfdestillation aus den Früchten (Samen).
Aus 25-40 kg Samen erhält man 1 l Kreuzkümmelöl.
Duft: Würzig, warm.
Element: Erde / Feuer
Leichte Basisnote
Tierkreiszeichen: Widder
Planet: Mars

LÄRCHE (LARIX DECIDUE)

Wirkung:
Wie alle Nadelbäume gut für die Atemwege, verbessert die Raumluft,
in Massageölen, für die Sauna.
Verwendung als Basisnote in Herrenparfüms.
Wirkt klärend und erheiternd auf unser Gemüt.
Gewinnung:
Durch Wasserdampfdestillation der Zweige und Äste.
Aus 700 kg Material erhält man 1 l Öl.
Duft: Kräftig, balsamisch, frisch.
Element: Erde / etwas Luft
Leichte Basisnote
Tierkreiszeichen: Jungfrau
Planet: Merkur

LATSCHENKIEFER (PINUS MUGHO)

Wirkung:
Keimtötend im Bereich der Atemwege, schleimlösend, atmungsvertiefend, bei Bronchitis, entzündungswidrig, bei Gallenblasenentzündungen, Blasenentzündung, Harnwegsinfektionen.
Kiefernöle geben uns Kraft, Ausdauer und Mut, sie "erden" uns. Man nennt Kiefern auch die "grünen Lungen", und sie sind im Atmungsbereich unsere Gegenspieler: Was Sie "ausatmen", atmen wir ein.
Dieses Öl eignet sich hervorragend zur Luftreinigung in Raucherzimmern und schlecht gelüfteten Räumen, zum Inhalieren, für Bäder und für Saunaaufgüsse.
Nicht innerlich einnehmen!
Gewinnung:
Durch Wasserdampfdestillation von wildwachsenden Latschenkiefern.
100 kg Material ergeben 1 l Öl.

Duft: Frisch und harzig.
Element: Erde / etwas Luft
Basisnote
Tierkreiszeichen: Jungfrau
Planet: Merkur

LAVENDEL (LAVANDULA VERA, LAVANDULA HYBRIDA, LAVANDULA OFFICINALIS)

Wirkung:
Antiseptisch, wundheilungsfördernd, narbenglättend, bei Akne, Abszessen, Furunkeln, Dermatitis, Ekzemen, Fußpilz, schweißtreibend, Verbrennungen, Sonnenbrand, Bienenstichen, Insektenstichen, Schlangenbissen, Läusebefall, stärkt das Immunsystem, vermehrt die Bildung von weißen Blutkörperchen, bei Keuchhusten, Ohrenschmerzen, stabilisiert den Blutdruck in beiden Richtungen, bei Herzklopfen, Erbrechen, Übelkeit, Gallensteinen, Durchfall, Mastdarmfisteln, wurmtreibend, menstruationsfördernd, bei Ausfluß, harntreibend, schmerzlindernd, krampflösend, bei Kopfschmerzen, Migräne, Nervenschmerzen, Epilepsie, Lähmungen, Rheuma.
Wirkt bei Depressionen, Hysterie, psychischer Überanstrengung, Schlaflosigkeit, nervösen Spannungen. Er beruhigt aufgewühlte Emotionen und wirkt lösend und lindernd bei körperlichem wie seelischem Schmerz. Wirkt klärend - hilft bei der Entscheidungsfindung.
Aufsteigender Lavendeldampf hilft bei Augenentzündung.
Lavendel ist eine der vielseitigsten und verbreitetsten Heilpflanzen der Welt. Das Wort Lavendel leitet sich vom Lateinischen "lavare" ab, was soviel wie "waschen" bedeutet. Er wurde schon zur Zeit der Römer als Badezusatz verwendet.
Lavendel ist eine sehr einfache, bescheidene Pflanze, die wie ein guter Hausgeist negative Einflüsse von uns abwehrt.
Ein einzigartiges Lavendelöl ist das "Lavendel extra" (Lavandula officinalis). Dieses Öl wird aus handgesammeltem wildem La-

vendel aus einer hohen Berglage hergestellt. Destilliert werden hier nur die Blüten. - Besonders wirksam im psychischen Bereich! Es gibt heute viele verschiedene Lavendelarten. Die beste Qualität kommt aus der Provence in Frankreich, wo es sogar Lavendel aus kontrolliert biologischem Anbau (nach Nature et Progres) gibt. Dies ist der sogenannte "Lavendel fein" (Lavandula vera). Die billigsten Sorten sind Hybridezüchtungen (Lavandula hybrida).
Nicht mit eisenhaltigen Medikamenten gleichzeitig verwenden!

Gewinnung:
Meist aus der ganzen Pflanze durch Wasserdampfdestillation. Normalerweise erhält man aus 63 - 72 kg Pflanzen 1 l Lavendelöl. Bei der feinen Qualität werden dafür mindestens 120 kg Pflanzen benötigt.

Duft: Je nach Qualität leicht, frisch, kräuterartig bis blumig.
Element: Luft / Luft (Lavendel extra: Luft / etwas Wasser)
Leichte Herznote
Tierkreiszeichen und Planet:

Lavendel hybr. - Jungfrau / Merkur
Lavendel fein - Waage, Merkur
Lavendel extra - Waage, Merkur

LEMONGRASS (CYMBOPOGON CITRATUS)

Wirkung:
Gutes Antiseptikum, bei fetter Haut, fiebersenkend, bei Schnupfen, Verdauungsbeschwerden, Darmentzündungen, Blähungen, Lymphstau, Krampfadern, milchbildend, anregend, bei Müdigkeit und Konzentrationsschwäche.
Findet häufig Verwendung in der Naturkosmetik (für Bäder, Cremes, Bademilchen, Massageöle, Parfüms). Da es angenehm erfrischend ist und eine optimistische Stimmung erzeugt, wird es gerne in der Duftlampe am Arbeitsplatz, im Wohnzimmer oder auch beim Autofahren (einige Tropfen auf ein Taschentuch geben und einatmen) verwendet.

Vorsicht - dieses Öl kann Lichtflecken verursachen!
Hautreizend!
Gewinnung:
Durch Wasserdampfdestillation aus dem tropischen Gras.
Aus 45 - 55 kg Gras erhält man 1 l ätherisches Öl.
Duft: Zitronenartig, frisch, kühl, etwas scharf.
Element: Luft / etwas Feuer
Kopfnote
Tierkreiszeichen: Wassermann
Planet: Uranus

LIMETTE (CITRUS AURANTIFOLIA)

Wirkung:
Antiseptisch, strafft die Haut und das Bindegewebe; wird sehr gerne in der Kosmetik verwendet; antiviral, regt die Verdauungssäfte an, blähungswidrig, harntreibend.
Aufmunternd, erheiternd, antidepressiv, konzentrationsfördernd.
Vorsicht - kann Lichtflecken erzeugen!
Gewinnung:
Durch Pressung aus den Schalen oder durch Wasserdampfdestillation der gemahlenen Früchte.
Aus 80 kg Material erhält man 1 l Öl.
Duft: Zitrusartig, spritzig, fruchtig, leicht, herb.
Element: Luft / etwas Erde
Kopfnote
Tierkreiszeichen: Zwilling
Planet: Saturn

MAJORAN (ORIGANUM MAJORANA)

Wirkung:
Stark antiseptisch, wundheilend, schleimlösend, bei Asthma, Erkältung, Schnupfen, Heuschnupfen, Stirnhöhlenerkrankung,

Halsentzündung, Kopfschmerzen, Migräne, herzwirksam, blutdrucksenkend, bei Blähungen, Verstopfung, krampflösend, bei schmerzhafter Menstruation, menstruationsfördernd, Muskelschmerzen, steifen Gelenken, Gicht, Rheuma, Arthritis, Krampfadern, sexuell dämpfend. Er ist nervenwirksam, beruhigend und dämpft die Empfindlichkeit, bei Ängstlichkeit, Einschlafstörungen, nervösen Zuckungen.

Für Menschen, die in ständiger Anspannung leben (z.B. in der Hektik der Großstadt), ist folgendes Rezept eine herrlich "lösende" Mischung für die Duftlampe: Majoran, Lavendel, Bergamotte. Speziell, wenn man nicht gut "abschalten" kann.

Majoran wurde in alten Zeiten immer dann verwendet, wenn sich körperliche oder seelische negative Kräfte in einem Menschen zusammenballten.

Nicht während der Schwangerschaft verwenden!

Gewinnung:

Durch Wasserdampfdestillation aus der Pflanze, die bei beginnender Blüte geernet wird.

Aus 35 - 200 kg Pflanzenmaterial erhält man 1 l ätherisches Öl.

Majoran wächst im ganzen Mittelmeerraum.

Duft: Intensiv, würzig-warm.

Element: Feuer / etwas Luft

Leichte Herznote

Tierkreiszeichen: Jungfrau, Steinbock

Planet: Saturn

MANDARINE ROT UND GRÜN (CITRUS RETICULATA)

Wirkung:

Appetitanregend, verdauungsanregend, entspannt die Muskulatur (in der Schwangerschaft), erfrischend, erfreuend, heiter stimmend, harmonisierend, inspirierend.

Bei Verspannungen, Angst, Trauer, Schlaflosigkeit. Gut nach Krankheiten und seelischen Krisen.

Mandarine erhellt den "grauen Alltag" und hilft uns, routinemäßige Tätigkeiten klarer zu betrachten und mit mehr Freude zu verrichten.
Dieses Öl ist sehr beliebt bei Kindern (in der Duftlampe, als Massageöl), hilft bei schulischer Überforderung. Mandarine läßt sich sehr gut zum Kochen und Backen verwenden. Auch wird es gerne für entspannende Massagen und in Bädern benutzt und dient häufig als "Kopfnote" in Parfüms.
Gewinnung:
Durch Auspressen der Schale. 40 kg Schalen ergeben 1 l Öl. Mandarine grün ist etwas frischer und spritziger als Mandarine rot.
Duft: Süßlich, blumig, agrumig.
Element: Luft / etwas Feuer
Schwere Kopfnote
Tierkreiszeichen: Waage
Planet: Venus

MEERKIEFER (PINUS PINASTER)

Wirkung:
Wundheilend, bei Haarausfall, desinfizierend für die Atemwege, schleimlösend, auswurffördernd, bei Bronchitis, Lungentuberkulose, Keuchhusten, Halsentzündung, Gallensteinen, wurmtreibend, krampflösend, bei Nieren-, Blasen- und Harnwegsentzündungen, Ischias, rheumatischen Beschwerden, Migräne, Neuralgien, Epilepsie, Wassersucht.
Kieferndüfte vertiefen unsere Atmung und machen sie rhythmischer. Da eine ruhige, tiefe Atmung ein wesentlicher Aspekt zur Erhaltung unserer Gesundheit ist, sind diese Düfte für uns heute sehr wichtig geworden. Sie reinigen (klären) unsere Atemluft in Wohnräumen und bringen überdrehte Gedankenaktivität wieder auf den "Boden der Realität" zurück. Nicht innerlich einnehmen!
Gewinnung:
Aus dem Harz der Meerkiefer.

Man erhält 1 l Öl aus 4 - 8 kg Pflanzen.
Duft: Harzig, frisch.
Element: Erde / etwas Luft
Basisnote
Tierkreiszeichen: Steinbock
Planet: Saturn

MELISSE (MELISSA OFFICINALIS)

Wirkung:
Bei fetter und unreiner Haut, Schuppen, Allergien, wirkt antiviral, bei Fieber, Erkältungen, Asthma, ist herz- und kreislaufstärkend, blutdrucksenkend, bei Herzklopfen, Schock, Verdauungsstörungen, Übelkeit, Erbrechen, Luftschlucken, krampflösend, bei Menstruationsbeschwerden, Wechseljahresbeschwerden, Schilddrüsenkerkrankung, Kopfschmerzen, stimuliert körperlich und geistig, wirkt antidepressiv, beruhigend, löst Angstzustände (z.B. vor Prüfungen), ist nervenstärkend.
Bei Schlafstörungen, Alpträumen, nervösen Spannungen, Nervenzusammenbruch, Wut, Trauer, Streß.
Melisse kann pur auf Fieberblasen gegeben werden, verdünnt bei Gürtelrose.
Melisse gilt als Mittel, das die Langlebigkeit fördert, da sie eine innere Ausgeglichenheit in uns herstellt und so den Alterungsprozeß verlangsamt. Als Heilpflanze war sie schon den Griechen und den Arabern bekannt. Sie ist ein sehr wertvolles "Schutzöl", da sie negative Einflüsse von außen abschirmt oder zumindest filtert. Melisse soll auch eine unterstützende antivirale Wirkung bei der Bekämpfung von Aids haben (derzeit laufende Untersuchungen in England).
Gewinnung:
Durch Wasserdampfdestillation erhält man aus 7000 kg Pflanzen ungefähr 1 l reines Melissenöl.
Leider gibt es fast nur verfälschte Melissenöle am Markt, da echtes Melissenöl sehr, sehr teuer ist.

Duft: Angenehm zitrusartig.
Element: Wasser / Feuer
Herznote und Kopfnote
Tierkreiszeichen und Planet:

Melisse 30%	- Waage, Krebs / Venus
Melisse 100%	- Krebs, Fische / Mond, Jupiter

MIMOSE (ACACIA DEALBATA)

Wirkung:
Sehr hautpflegend, feuchtigkeitsspendend, bei sensibler, empfindlicher Haut, entzündungshemmend, herzstärkend, wirksam bei Leber- und Milzerkrankungen, bei Schlafstörungen.
Zärtlich einhüllend, schenkt Trost und gibt uns Halt bei erlittenem Schock, negativen Erlebnissen. Bei Minderwertigkeitsgefühl schenkt Mimose Selbstvertrauen. Optimistisch stimmend, beseitigt alle Negativität.
Nicht innerlich einnehmen!
Gewinnung:
Extraktion der Blüten mit Lösungsmitteln.
Aus 130 kg Blüten erhält man 1 l Öl.
Duft: Warm, süß, samtig, lieblich, blumig, bananenartig.
Element: Feuer / Wasser
Schwere Herznote
Tierkreiszeichen: Schütze
Planet: Jupiter

MINZE (MENTHA PIPERITA)
SPEARMINT (MENTHA SPICATA)
KATZENMINZE (NEPETA CATARIA)

Wirkung:
Antiseptisch, bei Insektenstichen, bei Gürtelrose in der Lotion juckreizstillend, schweißtreibend, schleimlösend, Fieber. Bei Ent-

zündung der Nasennebenhöhlen, Asthma, Husten, Bronchitis, Tuberkulose, Zahnschmerzen, Mundgeruch, Herzklopfen, Ohnmacht, Schock. Wirkt magenstärkend, krampflösend, blähungswidrig, bei Übelkeit, Durchfall, Gallensteinen, ist leberwirksam, menstruationsfördernd, bei Muskelschmerzen, Neuralgien, Rheuma, Hexenschuß, Gelenkschmerzen, Lähmungen, bei Migräne, Kopfschmerzen, Mattigkeit, Wetterfühligkeit, Föhnbeschwerden. Anregend (Nervensystem), konzentrationsfördernd, wirkt bei geistiger Erschöpfung und Gedächtnisschwäche.
Minze hilft, unsere Vitalströme wieder zu ordnen, gibt uns Selbstvertrauen, Mut und schärft unser inneres Sichtvermögen, erhöht unsere Aufmerksamkeit.
Minze ist eine der vielseitigsten und ältesten Heilpflanzen. Schon vor mehr als 3000 Jahren wurden medizinische Präparate aus Minze von den Ägyptern verwendet.
Minze kann auch pur eingerieben werden: kann bei hoher Konzentration hautreizend sein (z.B. japanische oder chinesische Minze). Bei Kindern unter 6 Jahren nur stark verdünnt und nur äußerlich anwenden. Spearmint ist etwas kühler und frischer als Minzspitzen. Katzenminze: Besonders nervenstärkend; ein Duft, den Katzen lieben. Ein damit markierter Platz wird von ihnen nicht mehr verunreinigt.

Gewinung:
Durch Wasserdampfdestillation aus der ganzen Pflanze.
Aus 100 kg Pflanzen erhält man 1 l Minzöl.

Duft: Frisch, leicht scharf.
Element: Luft / Feuer
Kopfnote

Tierkreiszeichen:	Minzspitzen	- Zwilling, Wassermann
	Spearmint	- Wassermann
	Katzenminze	- Wassermann
Planet:	Minzspitzen	- Merkur, Uranus
	Spearmint	- Uranus
	Katzenminze	- Uranus

MOSCHUSKÖRNER (ABELMOSCHUS MOSCHATUS)

Echtes Moschusöl aus den Drüsen des Moschushirsches, der kurz vor der Ausrottung steht, ist sehr teuer (1 l Öl kostet ca. 150.000,- DM). Daher wird für die Parfümherstellung hauptsächlich synthetisches Moschusöl verwendet. Das Öl aus den Samen einer Hibiscusart ist ein guter pflanzlicher Ersatz dafür.

Wirkung:

Stark erotisierend, sinnlich, bei nervlicher Überreizung.
Als Basisnote in Parfüms und After Shaves. Nur ganz minimale Mengen verwenden!
Nicht innerlich einnehmen!

Gewinnung:

Durch Wasserdampfdestillation aus den kleinen Samen.
Aus 500 kg Samen erhält man 1 l Öl.

Duft: Schwer, erotisch, dunkel, geheimnisvoll.
Element: Erde / Feuer
Basisnote
Tierkreiszeichen: Stier, Skorpion
Planet: Venus, Mars

MUSKATELLERSALBEI (SALVIA SCLAREA)

Wirkung:

Antiseptisch, bei Furunkeln, Geschwüren, schweißhemmend; bei Halsentzündung, Keuchhusten, Bronchitis, Asthma, wirkt stark raumreinigend (Duftlampe), blutdrucksenkend, bei Blähungen, Verdauungsschwäche, krampflösend, menstruationsfördernd, reguliert das Hormonsystem (bei Frauenleiden), bei Frigidität und Impotenz, Nierenleiden, Kopfschmerzen. Wirkt antidepressiv, stabilisierend auf die Psyche, anregend, bei Erschöpfungszuständen, Angstzuständen, Hysterie, Paranoia.
Dieses Öl kann bei intensiver Anwendung zu Rauschzuständen führen, ansonsten hebt es die Stimmung. Es erweitert unser inneres Blickfeld und unterstützt Veränderungen in unserer Ein-

stellung. Sehr gut auch als Inspirationshilfe für kreativ arbeitende Menschen.
Da Muskatellersalbei einen warmen, holzigen Duft hat und auch hautpflegende Eigenschaften besitzt, wird er gerne in der Kosmetik verwendet.
Nicht in der Schwangerschaft verwenden!
Muskatellersalbei ist aber ein gutes Geburtsöl; es wird auch vorher in einem Massageöl zur Vorbeugung von Dammrissen verwendet.
Nicht gemeinsam mit eisenhaltigen Medikamenten, nicht mit Alkohol!

Gewinnung:
Durch Wasserdampfdestillation der ganzen Pflanze gewonnen. Muskatellersalbei ist eine Salbeiart. Er ähnelt dem bekannten Wiesensalbei.
Aus 50 - 110 kg erhält man 1 l ätherisches Öl.

Duft: Warm, leicht süßlich-holzig.
Element: Luft / Feuer
Leichte Herznote
Tierkreiszeichen: Fische
Planet: Neptun

MUSKATNUSS (MYRISTICA FRAGRANS)

Wirkung:
Verdauungsfördernd, bei chronischem Durchfall, schlechtem Atem, menstruationsfördernd, schmerzlindernd, bei Zahnschmerzen, Rheuma, Muskelkater, Hexenschuß. Stark anregend bei allgemeiner Schwäche.
Auch Träume werden intensiver und farbiger.
Wegen seines angenehm warmen Duftes wird Muskatöl sehr gerne in der Kosmetik verwendet.
Beim Kochen nur sehr wenig nehmen und insgesamt niedrig dosieren! Größere Mengen können zu Rauschzuständen und Vergiftung führen!

Hautreizend!
Nicht in der Schwangerschaft verwenden!
Gewinnung:
Durch Wasserdampfdestillation aus der zerstoßenen Nuß eines Baumes, der in Indien, Java und Sumatra wächst.
Aus 7 - 13 kg Nüssen erhält man 1 l Muskatöl.
Duft: Warm und würzig.
Element: Erde / Feuer
Basisnote
Tierkreiszeichen: Löwe
Planet: Sonne

MYRRHE (COMMIPHORA MOLMOL)

Wirkung:
Stark antiseptisch, wundheilend, für trockene und strapazierte Haut, Altershaut, Ekzeme, Geschwüre, entzündungshemmend, bei Rachenentzündungen, Zahnfleischproblemen, Zahnstein; pilztötend, Ausfluß, stark raumreinigend, schleimlösend, gut für die Atemwege, bei Bronchitis, bei Verdauungsbeschwerden, adstringierend bei Hämorrhoiden.
Stark reinigende Wirkung auf die Seele. Gibt Kraft, Optimismus und zugleich innere Ruhe. Gleicht geistige und materielle Welt aus.
Von den Ägyptern zur Konservierung verwendet.
Nicht in der Schwangerschaft verwenden!
Gewinnung:
Aus dem Harz durch Extraktion des Resinoid und durch Wasserdampfdestillation das Öl. Aus 13 kg Material erhält man 1 l Öl.
Duft: Süß, würzig, warm, balsamisch.
Element: Erde / etwas Luft
Basisnote
Tierkreiszeichen: Jungfrau
Planet: Merkur

MYRTE (MYRTUS COMMUNIS)

Wirkung:
Antiseptisch, tonisierend und reinigend für die Haut, bei Wunden, Geschwüren, Keuchhusten, Tuberkulose, Schnupfen, Stirnhöhleneiterung, Nasenschleimhautentzündung, Ohrenrentzündung, Hämorrhoiden, Darmfinektionen, Harnwegsinfektionen, Unterleibserkrankungen, wirkt antirheumatisch, schmerzlindernd. Bei Angst.
Myrte hilft beim Harmonisieren von Stimmungen und eignet sich sehr gut zum Reinigen von Räumen (speziell Raucherzimmer).
Es ist ein wertvolles Meditationsöl, da es uns gelassen macht, die materialistische Einstellung schwächt und die Aura reinigt.
Bei den Griechen der Aphrodite geweiht.
Gewinnung:
Durch Wasserdampfdestillation aus den blühenden Zweigspitzen des Myrtestrauches. Kommt im ganzen Mittelmeerraum vor. Aus 100 - 200 kg Pflanzen erhält man 1 l ätherisches Öl.
Duft: Frisch, leicht nach Eukalyptus.
Element: Luft / etwas Wasser
Leichte Herznote
Tierkreiszeichen: Jungfrau
Planet: Merkur

NARDE (NARDOSTACHYS JATAMANSI)

Wirkung:
Harmonisierend auf die Hautfunktionen, bei irritierter Haut, lindert Allergien, herzstärkend, blutdrucksenkend, krampflösend bei Magen- Darmkoliken, Unterleibserkrankungen und Menstruationsstörungen, durchblutungsfördernd, bei Epilepsie.
Auf die Psyche ähnliche Wirkung wie Baldrian. Ausgleichend und harmonisierend auf das vegetative Nervensystem, bei Nervosität, Schlafstörungen.
Narde wurde früher als Salbungsöl verwendet. Es enthält in sich

sehr viel ursprüngliche Kraft und Energie.
Gewinnung:
Aus den Wurzeln eines Baldriangewächses aus dem Himalayagebiet (ca. 4000 m Meereshöhe).
100 kg Wurzeln ergeben 1 l Öl.
Duft: Herb, bitter, erdig.
Element: Erde / etwas Feuer
Basisnote
Tierkreiszeichen: Jungfrau
Planet: Merkur

NARZISSE (NARCISSUS POETICUS)

Wirkung:
Beruhigend bei Angespanntheit und Streß, erotisierend, beflügelt Phantasie, stärkt die Wahrnehmungskraft auf seelisch-geistiger Ebene, gibt "Gespür " für das Kommende. Sehr gut für die psychische Aromatherapie.
Wird verwendet als Herznote in Naturparfüms, Gesichtcremes und Körperlotionen.
Gewinnung:
Lösungsmittelextrakt (Hexan) der Blüten der weißen Winternarzisse. Aus 150 kg Blüten erhält man 1 l Öl.
Duft: Konzentrat duftet wenig. In starker Verdünnung mit Alkohol oder Jojobaöl ergibt sich ein süßer romantischer Duft. Sehr weich, anschmiegsam.
Element: Wasser / etwas Erde
Herznote
Tierkreiszeichen: Waage
Planet: Venus

NELKE (SYZYGIUM AROMATICUM)

Wirkung:
Antiseptisch, wundheilend, bei Zahnschmerzen, wirkt magenstärkend, krampflösend, blähwidrig, wärmend, bei Durchfall, geburtsfördernd, sexuell anregend, vertreibt Insekten, bei allgemeiner Schwäche.
Das Kauen von Nelken gibt einen wohlriechenden Atem und verstärkt das eigene Energiefeld. Der Duft von Nelken wirkt entspannend und hilft uns, Altes und Vergangenes leichter loszulassen.
Apart in Parfümmischungen.
Nelke wurde früher bei den Chinesen in Räucherwerken verwendet, da man sagte, daß der Nelkenduft sowohl böse Geister als auch lästige Fliegen vertreibt.
Vorsicht bei therapeutischer innerlicher Einnahme - sehr stark!
Hautreizend!
Nicht in der Schwangerschaft!
Gewinnung:
Durch Wasserdampfdestillation aus den Blättern des kleinen Gewürznelkenbaumes, der auf Indonesien, Madagaskar, Sansibar, den Molukken und Reunion wächst.
Aus 50 kg Blättern erhält man 1 l Öl.
Duft: Süßlich, würzig, leicht scharf.
Element: Erde / etwas Feuer
Herznote und Basisnote
Tierkreiszeichen: Löwe
Planet: Sonne

NEROLI (CITRUS AURANTIUM SSP. AUR.)

Wirkung:
Antiseptisch, hautpflegend, stimuliert die Zellerneuerung bei trockener Haut), bei geplatzten Äderchen, herzberuhigend, bei Herzklopfen, verdauungsfördernd, krampflösend, bei prämen-

struellem Syndrom, erotisierend, bei Kopfschmerzen, beruhigend, bei Schlaflosigkeit.
Bei seelischen Schocks, nervösen Spannungen, Depressionen, Hysterie, unbewußten Ängsten. Speziell im seelischen Bereich sehr wirksam, bei unbewußten Ängsten, Verzweiflung und seelischem Engegefühl.
Der Duft von Neroli stärkt die Wahrnehmungsfähigkeit unseres wahren Selbstes und löst alte seelische Narben auf. Es stärkt unsere Aura und wird gerne als "Schutzöl" verwendet.
Man kennt zwei vom Duft her unterschiedliche Öle. Eines aus Marokko mit feinerem, leichterem Duft und eines aus Sizilien mit schwererer und schwülerer Note.
Gewinnung:
Durch Wasserdampfdestillation aus den Blüten des Bitterorangenbaumes. Wenn es natürlich gewonnen wird, ist Neroli eines der wertvollsten Duftöle.
Aus 1000 - 1500 kg Blüten erhält man nur 1 l ätherisches Öl.
Duft: Warm, süßlich.
Element: Luft / etwas Feuer
Leichte Herznote
Tierkreiszeichen und Planet:
Neroli italien. - Löwe / Sonne
Neroli marokk. - Krebs / Mond

ORANGE (CITRUS SINENSIS)

Wirkung:
Hautentschlackend und -straffend, bei Fieber, herzstärkend, Herzklopfen, appetitanregend, Zahnfleischentzündung, bei Blasen- und Nierenproblemen, erfrischend, bei Schwermut, Nervosität, Streß.
Wenn Kinder nicht essen wollen, ist Orangenduft in der Duftlampe sehr hilfreich. Im Masssageöl oder im Bad unterstützt Orange die Entschlackung der Haut und die Regeneration der Hautzellen. Es schützt die Haut vor Austrocknung; bei rissiger oder stra-

pazierter Haut sehr zu empfehlen und bei Zellulitis.
Auch bei Einschlafstörungen geeignet.
Orange lehrt wieder das Lachen.
Vorsicht: Orangenöl kann Lichtflecken verursachen!
Gewinnung:
Durch Auspressen der Schalen.
Aus 200 - 300 kg Schalen erhält man 1 l Orangenöl.
Duft: Agrumig, frisch-süßlich.
Element: Luft / etwas Feuer
Schwerere Kopfnote
Tierkreiszeichen: Löwe
Planet: Sonne

OREGANO (ORGINANUM VULGARE)

Wirkung:
Bei Ekzemen, Zellulitis, Läusen, wirkt krampflösend, schleimlösend, bei Reizhusten, Bronchitis, Keuchhusten, Asthma, appetitanregend, magenstärkend, blähungswidrig, menstruationsfördernd, schmerzlindernd, durchblutungsfördernd, bei Rheuma, beruhigend, bei psychosomatischen Erkrankungen.
Oregano ist eines der stärksten keimtötenden Essenzen. Er hilft uns, den inneren Kräftehaushalt auszugleichen und wirkt wohltuend bei Altersbeschwerden. Wer sich körperlich oder geistig zu sehr verausgabt hat, ist mit diesem Duft gut beraten.
Hautreizend! Nicht in der Schwangerschaft verwenden!
Gewinnung:
Durch Wasserdampfdestillation aus der Pflanze, die in ganz Europa zu finden ist.
Aus 70 kg Kraut erhält man 1 l Öl.
Duft: Herb, dumpf und leicht scharf.
Element: Feuer / Erde
Leichte Basisnote
Tierkreiszeichen: Jungfrau
Planet: Merkur

PALMAROSA (CYMBOPOGON MARTINII)

Wirkung:
Reguliert die Talgdrüsentätigkeit der Haut und fördert die Regneration des Zellgewebes, feuchtigkeitsspendend. Wirkt desinfizierend, bei gestörter Darmflora, ist blutdrucksenkend, bei Nervenschmerzen, beruhigend, stimmt sanftmütig, bei Depressionen.
Erhöht die Sensibilität und geistige Beweglichkeit, schenkt der Seele Zufriedenheit und beruhigt die Leidenschaften.
Wird gerne als blumige Duftnote in der Naturkosmetik verwendet.
Gewinnung:
Durch Wasserdampfdestillation des Palmarosagrases (Süßgras). Ungefähr 70 kg ergeben 1 l Öl.
Duft: Rosenartig, grasig-frisch.
Element: Wasser
Herznote und Kopfnote
Tierkreiszeichen: Fische
Planet: Neptun

PATCHOULI (POGOSTEMON CABLIN)

Wirkung:
Antiseptisch, wundheilend, vernarbungsfördernd, bei Hautentzündungen, Hautproblemen ((bei trockener, müder oder älterer Haut), Mundpilz (Soor), Vaginalpilz, wirkt desodorierend, erotisierend. Bei Angst und Depressionen.
Es gleicht unsere seelischen und energetischen Kräfte aus und verhilft uns zu einer besseren "Erdung". Der Duft von Patchouli hält unsere Gedanken zusammen und erweckt in uns den Wunsch, innere und äußere Grenzen zu überschreiten, neue Wege zu versuchen.
Patchouli ist ein wichtiges Duftfixativ und vertreibt unter anderem die Motten.
Nicht innerlich einnehmen!

Gewinnung:
Durch Wasserdampfdestillation aus den getrockneten und fermentierten Blättern des Patchoulistrauches. Es ist eine tropische Pflanze und wächst in China, Indien, Madagaskar, Indonesien.
Aus 33 kg Blättern erhält man 1 l Patchouliöl.
Duft: Erdig, herb.
Element: Erde / etwas Wasser
Basisnote
Tierkreiszeichen: Stier
Planet: Venus

PETIT GRAIN (CITRUS AURANTIUM SSP. AUR.)

Wirkung:
Bei Hautproblemen, beruhigend, heiter stimmend, erfreuend, bei Einschlafstörungen (zusammen mit Schafgarbe), psychischen Störungen, Schocks, Sorgen.
Wegen seiner hautpflegenden Wirkung und dem frischen süßlichen Duft wird Petit Grain in fast allen Eau de Colognes verwendet. Nicht innerlich einnehmen!
In Verbindung mit starker Sonneneinstrahlung kann das Öl Hautflecken erzeugen, wenn es äußerlich verwendet wird!
Gewinnung:
Durch Wasserdampfdestillation aus den Blättern, Zweigen und unreifen Früchten des Bitterorangenbaumes.
Man erhält 1 l ätherisches Öl aus 100 - 200 kg Pflanzenmaterial.
Duft: Frisch, süß, leicht herb.
Element: Etwas Luft / Feuer / Erde
Herznote und Basisnote
Tierkreiszeichen: Jungfrau
Planet: Merkur

PFEFFER (PIPER NIGRUM)

Wirkung:
Antiseptisch, erwärmend. Pfeffer hilft bei Erkrankungen, die durch Kälte entstanden sind. Er wird eingesetzt bei Schnupfen, Erkältung, Grippe, Halsentzündung, Durchfall, Muskelschmerzen, wirkt anregend, tonisierend.
Gewinnung:
Durch Wasserdampfdestillation aus den Körnern.
500 kg Körner ergeben 1 l Öl.
Duft: Würzig, warm, nach Pfeffer.
Element: Erde und Feuer
Leichte Basisnote
Tierkreiszeichen: Widder, Löwe
Planet: Mars, Pluto, Sonne

ROSE (ROSA DAMASCENA, ROSA CENTIFOLIA)

Wirkung:
Hautpflegend, kühlend, bei Fieber, Herzproblemen, blutstillend, Leber- und Milzproblemen, Verstopfung, Übelkeit, wirkt regulierend auf den weiblichen Hormonhaushalt, bei Menstruationsproblemen, Gebärmutterleiden, tonisierend auf den Uterus, entzündungshemmend, Scheidenkatarrh, erotisierend (sehr zart), Frigidität, Impotenz, krampflösend, bei Kopfschmerzen, Bindehautentzündung, wirkt antidepressiv, beruhigend, bei nervösen Spannungen.
Rose ist eines der ältesten und bekanntesten Öle. Schon die alten Chinesen, Inder und Perser waren vom Duft und der Wirkung der Rose sehr angetan. Rose ist das Symbol der wahren vollkommenen Liebe. Herzschmerzen und Liebeskummer lassen sich damit sehr gut lindern. Rose öffnet unser Herz, reinigt es von krankmachenden Gefühlen und stärkt unseren feinstofflichen Körper.
Rose ist ein hervorragendes Öl für Schwangerschaft, Geburt, Babypflege und Sterbebegleitung.

Gewinnung:
Durch Wasserdampfdestillation der Blütenblätter.
Für einen einzigen Tropfen Rosenöl werden ca. 30 Blüten benötigt. 5000 kg Blütenblätter ergeben 1 l Öl.
Die bekanntesten und besten Rosenarten sind:
Rosa damascena - Marokko, Bulgarien, Türkei.
Rosa centifolia - Mairose (Marokko), meist als Lösungsmittelauszug erhältlich.
Die bulgarische Rose hat die tiefste Schwingung; die marokkanische ist viel leichter, frischer; die Mairose ist lieblich, zart.
Duft: Blumig, weich, sehr zart, schwer, süß.
Element: Wasser / etwas Erde
Herznote
Tierkreiszeichen und Planeten für o.g. Rosenarten:
Fische / Jupiter

ROSENHOLZ (ANIBA ROSAEODORA)

Wirkung:
Bei trockener oder müder Haut und Schwangerschaftsstreifen.
Anregend und zugleich harmonisierend, entspannend bei Streß, weckt das Vertrauen (gut bei Vorstellungsgesprächen).
Man sagt diesem Duft nach, daß er den sinnlichen Bereich anregt und zu abwechslungsreichen Aktivitäten führt.
In Japan wird in den teuersten Räucherstäbchen eine ganz spezielle Rosenholzart verwendet. Sehr beliebt ist Rosenholzöl in Bädern, Parfüms, kosmetischen Artikeln.
Nicht innerlich einnehmen!
Gewinnung:
Durch Wasserdampfdestillation aus dem zerkleinerten Holz des Rosenholzbaumes.
Dieses Öl wird nicht aus dem Wurzelstock der Rose hergestellt, wie fälschlich gemeint. Der Rosenholzbaum wächst in tropischen Ländern.
Aus 100 kg Material erhält man 1 l Öl.

Duft: Blumig, rosig, mit warmer holziger Note.
Element: Erde / Wasser
Leichte Basisnote
Tierkreiszeichen: Jungfrau
Planet: Merkur

ROSMARIN (ROSMARINUS OFFICINALIS)

Wirkung:
Antiseptisch, bei fetter und unreiner Haut, Krätze, vernarbungsfördernd, bei Haarausfall, schweißtreibend.
Bei Erkältungen, Bronchitis, Reizhusten, Keuchhusten, Grippe, Asthma, wirkt herzstärkend, bei niedrigem Blutdruck, Arteriosklerose, Ohnmacht, ist blutbildend, bei Anämie, wirkt magenstärkend, blähungswidrig, bei Verdauungsproblemen, Durchfall, Leberleiden, Gelbsucht, Gallensteinen, menstruationsfördernd, Impotenz, harntreibend, krampflösend, durchblutungsfördernd, bei Gicht, Rheuma, Muskelschmerzen, anregend, gedächtnisfördernd, konzentrationsfördernd, bei Morgenmüdigkeit, Apathie.
Rosmarin hilft bei Antriebslosigkeit, stärkt den Willen und erhöht die Organisationsfähigkeit.
Schon bei den Ägyptern, Griechen und Römern hatte Rosmarin eine tiefere kultische Bedeutung. Wichtige Erfahrungen wie Liebe und Tod wurden mit ihm in Zusammenhang gebracht.
Hautreizend!
Nicht für Epileptiker! Nicht während der Schwangerschaft!
Gewinnung:
Durch Wasserdampfdestillation aus der ganzen Pflanze (während der Blütezeit).
Aus 50 - 100 kg Pflanzenteilen erhält man 1 l Öl.
Duft: Würzig, anregend, leicht kampherartig.
Element: Feuer / Erde
Leichte Basisnote
Tierkreiszeichen: Widder
Planet: Mars

SALBEI (SALVIA OFFICINALIS)

Wirkung:
Bei Wunden, Ekzemen, Haarausfall, übermäßiger Schweißbildung, abwehrsteigernd, entzündungshemmend, bei Bronchitis, Asthma, Halsschmerzen, Kehlkopfentzündung, Zahnschmerzen, niedrigem Blutdruck, Appetitlosigkeit, ist magenwirksam, leberstärkend, harntreibend, menstruationsfördernd, bei Wechseljahrbeschwerden, Schilddrüsenüberfunktion, krampflösend, entschlackend, bei Lähmungserscheinungen, Schlaganfall, kräftigend; anregend und ausgleichend zugleich.
Sehr gut zur Raumreinigung (bei Schwerkranken - Räucherung mit Salbeiblättern auf Kohle).
Salbei gehört zu den bekanntesten Heilkräutern, ist sehr gut für die Stimme (z.B. für Sänger), klärt und kräftigt uns.
Nicht innerlich einnehmen!
Nicht während der Schwangerschaft, nicht für Epileptiker!
Kann Lichtflecken machen!
Gewinnung:
Durch Wasserdampfdestillation aus der ganzen Pflanze.
Man erhält 1 l Salbeiöl aus 35 - 100 kg Pflanzen.
Duft: Herb und frisch.
Element: Wasser / etwas Feuer
Herznote
Tierkreiszeichen: Jungfrau
Planet: Merkur

SANDELHOLZ (SANTALUM ALBUM)

Wirkung:
Antiseptisch, wundheilend, entzündungshemmend, bei Hautproblemen, Akne, trockener Haut, Ekzemen; schleimlösend, bei Bronchitis, Husten, Schnupfen, Halsentzündung, Heiserkeit, Schluckauf, Durchfall, Übelkeit, Erbrechen, harntreibend, regt Blase und Niere an (vermehrte Durchblutung), bei Menstrua-

tionsstörungen, erotisierend, Impotenz, krampflösend, kräftigend, antidepressiv, beruhigend, stimulierend, leicht euphorisierend, erotisierend.
Bei Anspannung, Angst, Aggression, Egoismus. Sandelholz unterstützt das Loslassen.
Sandelholz gilt als eines der "heiligen Öle" (wie Rosenöl).
Der Buddhismus hat Sandelholz in ganz Asien verbreitet. Die Phantasie und unsere schöperischen Kräfte werden durch den Duft von Sandelholz angeregt und das erotische Erleben wird zu einer spirituellen Erfahrung erhöht. Tantrische Schulen verwendeten dieses Öl zur Transformation sexueller Energien - auch Blockaden auf dieser Ebene können damit aufgelöst werden.
Während der Schwangerschaft nur in der Duftlampe verwenden.
Nicht bei akuter Nierenentzündung! Testosteronähnliche Wirkung.
Gewinnung:
Durch Wasserdampfdestillation aus dem zerkleinerten Holz des ganzjährig blühenden Sandelholzbaumes.
Ein Baum muß mindestens 40 Jahre alt sein, bis er zur Destillation des Öles verwendet werden kann. Das beste Sandelholzöl kommt aus Mysore in Indien.
Aus 16 - 25 kg Holz erhält man 1 l Öl. Echtes Sandelholzöl ist etwas zähflüssig.
Duft: Warm, weich, holzig, balsamisch.
Element: Erde / etwas Feuer
Leichte Basisnote
Tierkreiszeichen: Stier
Panet: Venus

SANTOLIN (SANTOLINA CHAMAECYPARISUS)

Wirkung:
Krampflösend, stark erwärmend; wirksam bei Krankheiten, die durch Luft, Wasser und Kälte entstanden sind. Für Einreibungen bei kaltem Magen und kalten Füßen. Als feucht-warmer Leber-

wickel bei Hepatitis, fördert den Gallefluß. Wurmmittel. Bei Kopfschmerzen, die durch Zugluft entstanden sind.
Wird auch "Heiligenkraut" genannt.
Nicht für Kinder!
Nicht in der Schwangerschaft!
Rein körperlich wirksam - nicht für die Duftlampe!
Gewinnung:
Durch Wasserdampfdestillation aus dem Kraut.
Aus 170 kg Pflanzen erhält man 1 l Öl.
Duft: Krautig, würzig, warm.
Element: Viel Feuer / Erde
Leichte Basisnote
Tierkreiszeichen: Löwe
Planet: Sonne

SCHAFGARBE (ACHILLEA MILLEFOLIUM)

Wirkung:
Stark entzündungshemmend, wundheilend, bei Akne, Entzündungen der Haut, Zellulitis, Sonnenbrand, wirkt entkrampfend auf Galle und Leber, bei Darmentzündungen, offenen Beinen, Hämorrhoiden, reguliert das weibliche Hormonsystem ("Frauenheilmittel"), bei Unterleibsentzündungen, Menstruationsproblemen, Blase und Nieren stärkend, bei Rheuma, Gicht. Bei Schlafstörungen (mit Petit Grain zusammen in der Duftlampe) abends zum Einschlafen; tagsüber zum Wachhalten.
Wirkt ausgleichend in Zeiten der Umstrukturierung, wo man alte Dinge loslassen muß.
Schafgarbe ist ein relativ seltenes, sehr wertvolles Öl - es enthält mehr Azulen (Heilwirkstoff) als das Kamillenöl. Schon die Chinesen schätzten die Schafarbe als sehr ausgeglichene, harmonische Pflanze und verwendeten ihre Stiele für das I-Ging Orakelwerfen.
Man kann dieses Öl in neutralen Shampoos als Zusatz verwenden: Bei gereiztem Haarboden oder als Haarwuchsmittel (gemischt mit Bay, Rosmarin, Zeder).

Kann Lichtflecken machen!
Nicht in der Schwangerschaft verwenden!
Gewinnung:
Durch Wasserdampfdestillation aus der ganzen Pflanze.
Aus 500 kg getrockneten Pflanzen erhält man 1 l Öl.
Duft: Mild krautig, leicht herb.
Element: Erde / Wasser
Herznote und Basisnote
Tierkreiszeichen: Krebs
Planet: Mond

SCHOPFLAVENDEL (LAVANDULA STOECHAS)

Wirkung:
Die Blütenstände dieses Lavendels ähneln einem Schopf und haben eine schwarzviolette Farbe. Diese Lavendelart wird in der klassischen Kräuterheilkunde sehr geschätzt.
In Bädern, Massagen, Einreibungen ist es herzstärkend. Es hilft bei rheumatischen Beschwerden und Durchblutungsstörungen.
Das Öl wirkt in der Duftlampe ausgleichend bei starker Nervenüberreizung und nervösen Herzbeschwerden. Es baut psychisch auf. Nicht in der Schwangerschaft verwenden!
Gewinnung:
Durch Wasserdampfdestillation aus dem ganzen Kraut.
Aus 66 kg Kraut erhält man 1 l Öl.
Duft: Voll, krautig, warm, stärkend.
Element: Luft / etwas Wasser
Herznote
Tierkreiszeichen: Waage
Planet: Merkur

SPEIKLAVENDEL (LAVANDULA LATIFOLIA)

Wirkung:
Der Speiklavendel wird bis zu 1 m hoch und hat etwas breitere

Blätter als die anderen Lavendelarten.
Ein Lavendelöl, das besonders erwärmend und kräftigend wirkt. Es eignet sich für erwärmende Massagen bei Verspannungen und Nervenschmerzen. Es ist herz-, magen- und gehirnstärkend.
Nicht in der Schwangerschaft verwenden!

Gewinnung:
Durch Wasserdampfdestillation aus der ganzen Pflanze.
Aus 200 kg Kraut erhält man 1 l Öl.

Duft: Frisch, anregend, kampherig.

Element: Luft / Feuer

Leichte Herznote

Tierkreiszeichen: Waage

Planet: Merkur

STYRAX (LIQUIDAMBER ORIENTALIS)

Wirkung:
Wundheilend, bei Hautproblemen, Krätze, auswurffördernd bei Atemwegsinfektionen, bei Zahnfleischentzündung, Menstruationsbeschwerden.
Ausgleichend bei Ärger und Reizbarkeit, klärt den Kopf bei geistiger Überanstrengung, antidepressiv, spirituell öffnend, stellt Kontakt zum Kosmos und zum eigenen unbewußten Ich her, reinigt die Aura, erleichtert das Loslassen, für Meditationszwecke.
Styrax galt früher als ein sehr wertvolles Räucherwerk.

Gewinnung:
Aus dem Harz eines Baumes.
15 kg ergeben 1 l Öl.

Duft: Vanilleartig, dunkel, schwer.

Element: Wasser / Erde

Basisnote

Tierkreiszeichen: Stier

Planet: Venus

TEA-TREE (MELALEUCA ALTERNIFOLIA)

Wirkung:
Das Öl wirkt antiviral, keimtötend, abwehrsteigernd und hilft bei Erkältung, Infektionserkrankungen, bei Schlangenbissen, Pilzbefall (im Mund und in der Scheide) und Neurodermitis. Bei Insektenstichen wird es pur aufgetragen.
Die Pflanze ist nicht verwandt mit dem Teestrauch. Die ersten Seeleute, die in Australien anlegten, sollen aus den Blättern dieses Baumes Tee gekocht haben. Nicht hautreizend !
Gewinnung:
Durch Wasserdampfdestillation aus den Blättern und kleinen Zweigen.
Aus 70 kg Material erhält man 1 l Öl.
Duft: Frisch, kampherartig, kräftig.
Element: Luft / Feuer / etwas Erde
Leichte Basisnote
Tierkreiszeichen: Jungfrau
Planet: Merkur

THYMIAN ROT (STARK) - THYMUS VULGARIS
THYMIAN WEISS (MILD) - THYMUS SERPYLLUM

Wirkung:
Stark antiseptisch, desinfizierend, wundheilend, bei Furunkeln, Hautproblemen, Krätze, Warzen, Fußpilz, Läusebefall, Haarausfall, schweißtreibend, auswurffördernd, krampflösend, bei Keuchhusten, krampfartigem Husten, Bronchitis, Tuberkulose, Asthma, Grippe, Halsentzündung, Stirnhöhlenentzündung, anregend für die Bildung von weißen Blutkörperchen, bei Blutarmut, Kreislaufstörungen, niedrigem Blutdruck, appetitanregend, blähungswidrig, bei Darminfektion, Darmparasiten, harntreibend, Harnwegsinfektion, Gicht, Rheuma, Arthritis, anregend, bei allgemeiner Schwäche, Erschöpfung, entkrampft verspanntes Nervensystem, bei Nervenschmerzen, Nervenschwäche, Angstzuständen, Schlafproblemen.

Thymian ist griechisch und heißt "Mut". Vor Schlachten wurde den Kämpfern Thymian ins Bad gegeben. Sein Duft verleiht Mut, Tatendrang und Mitgefühl für andere.
Nicht für Epileptiker!
Nicht während der Schwangerschaft! Hautreizend!
Gewinnung:
Durch Wasserdampfdestillation aus dem frischen blühenden Kraut. Der rote Thymian enthält mehr ätherisches Öl und ist stärker als der weiße (für sensible Menschen leichter verträglich).
Aus 100 - 140 kg Pflanzen erhält man 1 l ätherisches Öl.
Duft: Krautig, etwas scharf.
Element: Feuer / Feuer
Leichte Basisnote
Tierkreiszeichen: für Thymian rot und weiß = Widder, Löwe
Planet: für Thymian rot und weiß = Mars, Pluto, Sonne

TOLU (MYROXYLON BALSAMUM)

Wirkung:
Wundheilend, schleimlösend, bei Bronchialproblemen, krampflösend.
Bei Hämorrhoiden, zur Hautpflege, besonders für die alternde Haut. Wirkt "einhüllend" und lösend bei seelischen Verspannungen und Problemen. Es regt die Phantasie an und erweitert die Sinneswahrnehmung. Wirkt auf das sensible, träumerische Ich. Entspannend, beruhigend, gegen Streß und Anspannung.
Gewinnung:
Aus dem Tolubaum durch Extraktion. Der Balsam wird abdestilliert und ergibt mit Alkohol die zähflüssige Essenz.
Aus 18 kg Material erhält man 1 l Öl.
Duft: Warm, süß, vanilleartig, balsamisch, hyazinthenähnlich.
Element: Erde/Wasser
Leichte Basisnote
Tierkreiszeichen: Stier
Planet: Venus

TONKA (DIPTERYX ODORATA)

Wirkung:
Bei Hautproblemen, wirkt harmonisierend auf das Hormonsystem bei prämenstruellem Syndrom und das vegative Nervensystem.
Es erheitert, stimmt gelassen und wirkt etwas erotisierend. Ein Duft, um sich und andere zu verwöhnen. Tonka mischt sich gut mit Iris, Vetiver, Sandelholz, Rose.
Das Öl ist unverdünnt zähflüssig und kann mit einem Spatel entnommen werden. Es löst sich in Alkohol und durch Verrühren in fettem Öl.
Tonka eignet sich zum Mischen für feine Parfüms, Körperöle, Cremes und Bäder.
Stark cumarinhaltig.
Gewinnung:
Durch Extraktion der Bohnen mit Lösungsmitteln, vorzugsweise mit Alkohol.
Aus 20 kg Bohnen erhält man 1 l Öl.
Duft: Warm, süß, erotisch.
Element: Erde / etwas Wasser
Basisnote
Tierkreiszeichen: Krebs
Planet: Mond

TUBEROSE (POLIANTHES TUBEROSA)

Wirkung:
Stärkend, kreislaufbelebend, beinhaltet große Strahlkraft und Energie, aphrodisierend, bei Frigidität.
Entwickelt die Intuition, löst negative Einflüsse auf, hilft uns bei der Zentrierung.
Ein sehr weiblicher Duft, der in Parfüms den natürlich sinnlichen Charakter seiner Trägerin unterstreicht.
Die Blüten entfalten ihren Duft besonders in der Nacht. Die

Tuberose hat daher auch den Beinamen "Fürstin der Nacht".
Nicht innerlich verwenden!
Gewinnung:
Alkoholextraktion aus den Blüten.
Tuberosenöl gehört zu den teuersten Ölen überhaupt.
1000 kg Blüten ergeben 1 l Öl.
Die Gesamtweltjahresproduktion liegt bei ca. 15 kg!!
Duft: Sinnlich, schwer, blumig, süß.
Element: Wasser / Feuer
Herznote
Tierkreiszeichen: Schütze
Planet: Jupiter

VANILLE (VANILLA PLANIFOLIA)

Wirkung:
Appetitfördernd, bei schmerzhafter und ausbleibender Menstruation, stimmungserhellend, beruhigend, ausgleichend, stimmt freundlich, bei Frustration, Ärger, Reizbarkeit.
Für blumige Parfüms; sehr gut zum Kochen.
Gewinnung:
Durch Extraktion mit Lösungsmitteln aus den Schoten.
Bestes Lösungsmittel ist Alkohol, da keine Giftrückstände bleiben. Aus 3 kg Schoten erhält man 1 l Öl.
Duft: Warm, süßlich, blumig.
Element: Wasser / Erde
Herznote und Basisnote
Tierkreiszeichen: Schütze
Planet: Jupiter

VETIVER (VETIVERIA ZIZANIOIDES)

Wirkung:
Regenerierend für die Haut, kräftigend, bei trockener strapazier-

ter Haut, Vetiver enthält sehr viele Pflanzenhormone, Hormonmangel bei Frauen (z.B. Eierstockoperation), erotisierend, euphorisierend, bei Nervosität und Streß, Wochenbettdepression, stärkt die Verbindung zur Erde, öffnet unsere Wahrnehmung für Naturwesen.
Wenn wir uns in der Welt der Oberfläche verloren haben, hilft dieser Duft uns zu "erden", so daß unser wahres Ideal und unser Glaube wieder klar vor unserem Auge erscheinen. Es macht uns gelassener und toleranter, da es uns die Vergänglichkeit näherbringt.
Natürliches Fixativ.
Nie innerlich einnehmen!
Gewinnung:
Aus den Wurzeln einer hauptsächlich in Asien (China, Malaysia, Indien, Indonesien - aber auch Brasilien und Angola) vorkommenden Grasart durch Wasserdampfdestillation gewonnen.
Da es sehr gerne in Parfüms und Kosmetika als "Basisnote" verwendet wird, gibt es sehr viel minderwertige Qualität am Markt, die synthetisch hergestellt wird (aus Vetiverylacetat).
Aus 5000 kg Graswurzeln erhält man ungefähr 1 l Öl. Dieses Öl ist sehr zäh!
Duft: Erdig, moosartig, leicht herb.
Element: Erde / Erde
Basisnote
Tierkreiszeichen: Stier
Planet: Venus

WACHOLDER (JUNIPERUS COMMUNIS)

Wirkung:
Antiseptisch, bei Akne, Ekzemen, Zellulitis, Couperose, Wunden, fetter Haut, vernarbungsfördernd, schweißtreibend, krampflösend, Husten, entschlackend, blutreinigend, bei Arteriosklerose, Rheuma, Gicht und Muskelverspannungen, Fastenkuren, Diabetes, Hämorrhoiden, harntreibend, bei Nierensteinen, chron. Nie-

renbeckenentzündung, Blasenkatarrh, menstruationsfördernd, bei Antriebslosigkeit.
Der Duft von Wacholder klärt unsere Gefühlswelt, wirkt ausgleichend bei Streß und Angstzuständen. Wacholder ist ein sehr vielseitig wirksames Öl.
Früher wurde mit Wacholder geräuchert, um böse Geister zu vertreiben. In der jugoslawischen Volksmedizin gilt er als Allheilmittel.
Nicht während der Schwangerschaft und bei akuter Nierenerkrankung verwenden!
Gewinnung:
Durch Wasserdampfdestillation aus den Beeren.
Wacholder kommt im ganzen Mittelmeergebiet vor.
Aus ungefähr 50 - 200 kg Beeren erhält man 1 l ätherisches Öl.
Duft: Aromatisch, würzig, kräftig.
Element: Feuer / Erde
Leichte Basisnote
Tierkreiszeichen: Steinbock
Planet: Saturn, Mars

WEIHRAUCH (BOSWELLIA SACRA)

Wirkung:
Antiseptisch, hautglättend, vernarbungsfördernd, wundheilend, bei faltiger Haut, Geschwüren, Wunden, bei Bronchitis, Husten, Atemnot, Schnupfen, reinigend (z.B. Raumluft), verdauungsfördernd, erwärmend, beruhigend, bei Angstzuständen, Erregtheit, geistiger Unklarheit.
Weihrauch gehört zu den ältesten und bekanntesten Räucherharzen für geistige Reinigung und Inspiration. Sein Duft gilt als Vermittler zwischen der grobstofflichen und der feinen Welt; es soll die triebhaften Regungen in uns besänftigen und unsere geistige Aktivität anregen. Weihrauch hilft bei der Umsetzung von Ideen in die Realität.
Ein sehr wertvolles Öl für Meditation, da es Ruhe und Frieden

schafft. Früher wurde Weihrauch eingesetzt, um böse Geister im Menschen zu vertreiben (und damit auch deren Krankheitsursache). Nicht innerlich einnehmen!
Gewinnung:
Durch Wasserdampfdestillation aus dem Weihrauchharz.
Aus 11 - 20 kg Harz erhält man 1 l ätherisches Öl.
Duft: Frisch, harzig.
Element: Feuer / etwas Luft
Basisnote
Tierkreiszeichen: Steinbock
Planet: Saturn

WEISSTANNE (ABIES ALBA)

Wirkung:
Antiseptisch, schleimlösend, bei Bronchialerkrankungen, Erkältungen, durchblutungsfördernd, rheumatischen Beschwerden, anregend, kräftigend, Erschöpfungszuständen.
Wie fast alle Nadelbäume gibt dieser Duft Kraft, Mut und Ausdauer. Er ist sehr empfehlenswert in Raucherzimmern und für Aufgüsse in der Sauna. Gute Duftnote in After shaves.
Gewinnung:
Durch Wasserdampfdestillation der Zweige und Nadeln.
Duft: Frischer, harziger Waldduft.
Element: Erde / etwas Feuer
Basisnote
Tierkreiszeichen: Jungfrau
Planet: Merkur

WIESENKÖNIGIN (WIESENGEISSBART - FILIPENDULA ULMARIA)

Wirkung:
Kühlend und entzündungshemmend, bei Fieber und Erkältun-

gen, stark entgiftend, entwässernd, bei Zellulitis, Übersäuerung, Gicht, Muskelverhärtungen, enthält Salicylsäure, bei Blasen- und Nierenerkrankungen.
Nicht in der Schwangerschaft!
Gewinnung:
Durch Wasserdampfdestillation aus der ganzen Pflanze. Wird mit Rosmarin zusammen destilliert, da sonst kein Ölauszug möglich ist (ca. 80 % Rosmarinanteil!).
Aus 150 kg Pflanzenmaterial erhält man 1 l Öl.
Duft: Frisch, leicht krautig.
Element: Feuer / Erde
Leichte Basisnote
Tierkreiszeichen: Steinbock
Planet: Saturn

YLANG-YLANG (CANANGA ODORATA)

Wirkung:
Leicht antiseptisch, bei Hautproblemen, Zellerneuerung, blutdrucksenkend, senkt die Atemfrequenz, wirkt auf die Hypophyse. Bei Wechseljahresbeschwerden, nach Totaloperationen, bei Frigidität (unterdrückter Weiblichkeit), Impotenz, erotisierend, antidepressiv, beruhigend, bei Schlaflosigkeit.
Gemischt mit etwas Orange und Jojobaöl ist Ylang-Ylang ein sehr wirksames Massageöl zur Gesichtsmuskelentspannung.
Dieser Duft soll Zweifel, Unruhe und Unsicherheit vertreiben, gestaute Gefühle wie Zorn, Enttäuschung auflösen oder beruhigen.
Nicht innerlich einnehmen!
Gewinnung:
Durch Wasserdampfdestillation aus den großen gelblichen Blüten des tropischen Ylang-Ylang-Baumes. Der Baum wird heute auf den Komoren, Sumatra, Philippinen, Reunion und Madagaskar kultiviert. Aus 40 - 65 kg Blüten erhält man 1 l ätherisches Öl. Es gibt mindestens 4 verschiedene Grundqualitäten. Qualität 1-3

bedeutet: Destillationsfraktion in unterschiedlichen Zeiteinheiten. Die Qualität "komplett" ist ein vollständiger Destillationsauszug und unserer Meinung nach das ausgewogenste Produkt für die Therapie. Für die Kosmetik werden aber auch gerne die anderen Duftqualitäten verwendet, da man dabei besser nuancieren kann.
Duft: Süßlich, weiblich-blumig.
Element: Wasser / etwas Erde
Herznote
Tierkreiszeichen: Stier, Skorpion
Planet: Venus

YSOP (HYSSOPUS OFFICINALIS)

Wirkung:
Wundheilend, bei Ekzemen, Syphilis, schweißtreibend, schleimlösend, stillend bei Reizhusten, bei Asthma, Bronchitis, Tuberkulose, Grippe, Heuschnupfen, sowohl blutdrucksteigernd als - senkend, herzstärkend, verdauungsfördernd, bei Appetitloskeit, fördert die Milchproduktion, bei Rheuma, Auszehrung nach langer Krankheit, konzentrationsfördernd, anregend auf das Nervensystem.
Sehr gut in der Duftlampe bei Konzentrationsarbeiten. Die Hebräer nannten ihn das "Heilige Kraut" und auch die Bibel erwähnt Ysop mehrere Male.
Nicht in der Schwangerschaft! Nicht für Epileptiker!
Gewinnung:
Aus dem blaublühenden Kraut durch Wasserdampfdestillation. Ysop ist heute in ganz Europa heimisch.
Aus 100 - 325 kg Pflanzenteilen erhält man 1 l Öl.
Duft: Krautig, leicht herb.
Element: Feuer / Luft
Schwere Herznote
Tierkreiszeichen: Jungfrau
Planet: Merkur

ZEDER (CEDRUS ATLANTICA)

Wirkung:
Antiseptisch, hautreinigend, bei Akne, Hautproblemen, Juckreiz, vertieft die Atmung, raumluftreinigend, schleimlösend, bei Bronchitis, Husten, Schnupfen, Blasenkatarrh, beruhigend.
Bei Angst, zu wenig Selbstvertrauen, nervöser Anspannung. Zederndduft wirkt sehr ausgleichend auf unseren Geist.
Viele Jahrhunderte lebt dieser Baum in kargen, unwirtlichen Gegenden. Diese Kraft und Ausdauer vermittelt uns seine "Essenz", genauso wie den Mut, der dafür nötig ist.
Zeder enthält Thujon und kann das Zentralnervensystem reizen!
Nicht innerlich einnehmen!
Nicht zu empfehlen für Schwangere und Epileptiker!
Gewinnung:
Aus dem Holz der mächtigen Atlaszeder durch Wasserdampfdestillation.
Aus 30 kg Holz erhält man ungefähr 1 l Öl. Billiges Öl stammt aus Virginia (Bleistiftgeruch).
Duft: Warm und holzig.
Element: Erde / etwas Feuer
Leichte Basisnote
Tierkreiszeichen: Jungfrau
Planet: Merkur

ZIMT (CINNAMOMUM VERUM)

Wirkung:
Stark antiseptisch, bei Läusebefall, Krätze, Insektenstichen, Schlangenbissen, atmungsanregend, bei Grippe, Erkältung, blutstillend, kreislauf- und herzstärkend, verdauungsfördernd, blähungswidrig, bei Durchfall, Darmkrämpfen, Menstruationskrämpfen, ausbleibender Menstruation, Impotenz, erotisierend, wärmend, kann zu einem leichten Anstieg der Körpertemperatur führen, stimulierend, nervenstärkend.

Zimt führt uns körperlich wie geistig fehlende Wärme zu. Es vermittelt uns ein einhüllendes heimeliges Gefühl und hilft bei Gefühlskälte, Einsamkeit, Verkrampfung und Angst.
Sein Duft unterstützt auch unsere Inspiration und regt zu Kreativität an.
Vorsicht! Zimtrindenöl ist sehr wärmend und kann - äußerlich zu hoch konzentriert angewendet - zu Hautreizungen führen (nur schwach dosieren)!
Hier besser das mildere Zimtblätteröl verwenden. Riecht weniger stark nach Zimt und eignet sich als warme, anregende Note in Mischungen für Bäder, Massagen, Cremes.
Gewinnung:
Durch Wasserdampfdestillation aus der Rinde bzw. aus den Blättern.
Aus 100 - 200 kg Rinde bzw. aus 60 kg Blättern erhält man 1 l Öl.
Duft: Warm, würzig, leicht scharf.
Element: Feuer / etwas Erde
Leichte Basisnote
Tierkreiszeichen und Planet:

Zimtblätter	-	Schütze / Jupiter
Zimtrinde	-	Löwe / Sonne

ZIRBELKIEFER (PINUS CEMBRA)

Wirkung:
Zur Stärkung der Abwehr, schleimlösend, bei Bronchialerkrankungen, Erkältungen, stark raumreinigend (z.B. Raucherzimmer), insektenvertreibend, stärkend, ausgleichend, gegen Antriebslosigkeit.
Zirbelkiefern wachsen in ganz extremen Lagen und halten dort für viele Jahrhunderte aus. Wie bei der Zeder vermittelt uns diese Essenz Ausdauer, Mut, Stärke und hilft uns dabei, uns wirklich "zusammenzureißen". Durch seine stark luftreinigende Wirkung ist es eines der wertvollsten Öle für alle Stadtmenschen. Sie ist die heilkräftigste aller Kiefernarten.

Gewinnung:
Durch Wasserdampfdestillation aus den Nadeln und Zweigspitzen.
Aus ca.100 kg Baumteilen erhält man 1 l Öl.
Duft: Frisch, harzig, leicht herb.
Element: Erde/etwas Feuer
Basisnote
Tierkreiszeichen: Steinbock
Planet: Saturn

ZITRONE (CITRUS LIMON)

Wirkung:
Bei zu fetter Haut, Zellulitis, Furunkeln, Krätze, Warzen, brüchigen Fingernägeln, zu fetten Haaren, insektenvertreibend, fiebersenkend, blutdrucksenkend, blutstillend, Nasenbluten, blutbildend, Blutarmut, regt die Bildung weißer Blutkörperchen an, verflüssigt das Blut, bei Bluteindickung, bringt die Lymphe in Fluß, venenstärkend, bei Krampfadern, Venenentzündung, Couperose, stark basisch, bei Magenübersäuerung, Magengeschwüren, Appetitlosigkeit, Durchfall, Ruhr, Typhus, bei Leber- und Bauchspeicheldrüsenproblemen, regt die Galle an, bei Blähungen, entschlackend, bei Asthma, Bronchitis, Grippe, Stirnhöhleneiterung, Hals-Nasen-Ohrenentzündung, bei Kopfschmerzen, Migräne, antirheumatisch, Gicht, Arthritis, erfrischend, kühlend, stärkend, bei Schwäche, Müdigkeit, anregend, konzentrationsfördernd.
Zitrone ist das frischeste, klarste und "schnellste" Zitrusöl. Kaum ein Öl ist so vielseitig wirksam. In der Duftlampe sehr gut zur Raumreinigung und -erhellung.
Es senkt auch stark die Fehlerquote bei Computereingaben. Deshalb für alle Büros zu empfehlen.
Vorsicht: Lichtflecken!
Gewinnung:
Es wird durch Kaltpressung aus der Schale gewonnen.

Für 1 l Öl werden ungefähr 3000 Zitronen benötigt!
Duft: Frisch, agrumig.
Element: Luft / Luft
Kopfnote
Tierkreiszeichen: Zwillinge
Planet: Merkur

ZYPRESSE (CUPRESSUS SEMPERVIRENS)

Wirkung:
Antiseptisch, bei fetter Haut, Zellulitis, schweißhemmend (Schweißfüße), krampflösend, bei Asthma, Grippe, Keuchhusten, gefäßverengend, blutstillend, venenstärkend, bei Hämorrhoiden, Krampfadern, Krämpfen, Bindegewebsschwäche, Durchfall, harntreibend, bei zu starker Menstruation und -krämpfen, Eierstockzysten, Beschwerden der Wechseljahre, Rheuma, beruhigend, harmonisierend, bei nervösen Spannungen.
Zypressenöl ist empfehlenswert bei Unklarheit. Es wirkt festigend, klärend und aufrichtend. Hilft außerdem bei Entscheidungsschwäche.
Nicht für Epileptiker!
Nicht in der Schwangerschaft!
Gewinnung:
Durch Wasserdampfdestillation aus den Zweigspitzen und Früchten. Man erhält aus 70 - 100 kg Pflanzenteilen ungefähr 1 l Öl.
Duft: Warm, leicht herb.
Element: Erde / etwas Feuer
Basisnote
Tierkreiszeichen: Steinbock
Planet: Saturn

Praktische Anwendungen

Vor der Anwendung ätherischer Öle sind 2 Verträglichkeitstests zu empfehlen:

1. Die "Schnupperprobe"

Wir riechen den Duft, am besten auf einem Riechstreifen und prüfen, ob wir den Duft auch mögen. Wenn wir den Geruch stark ablehnen, ist es besser, einen anderen - ähnlich wirksamen - Duft zu suchen. (Siehe Krankheitsregister S. 121 ff)

2. Für die sichere Hautanwendung
(Bad, Massageöl, Kompresse ...):

Wir mischen einige Tropfen Öl in ca. 1 Teelöffel fettem Öl und verreiben dies in der Armbeuge. Wenn dort nach 10 - 15 Minuten keine Reizung wahrzunehmen ist, können wir dieses Öl unbedenklich nehmen.
Speziell bei Zitrusölen ist die Hautprobe anzuraten!

Wichtig: Immer auf die empfohlene Dosierungsmenge achten!

Duftlampe

Es gibt zahlreiche verschiedene Formen, Farben und Glasuren. Nicht jede angebotene Lampe ist für die Aromatherapie geeignet. Der Abstand von der Lichtquelle zum Wasserbehälter ist für ein gutes Funktionieren wesentlich. Durch das Teelicht wird das Wasser-Öl-Gemisch erwärmt, das ätherische Öl steigt mit dem Wasserdampf auf und verteilt sich im Raum.

Die Größe der Wasserbehälter variiert je nach gewünschter Brenndauer.

Nie das Öl ohne Wasser hineingeben, sonst springt die Lampe!

Je nach Schalengröße, Intensität des Öles und Sensibilität des Verwenders bzw. Lebensalter verwendet man ungefähr 5 - 15 Tropfen Öl für eine Wasserfüllung. Die Öle können einzeln oder in Mischungen verwendet werden. Speziell für den Anfänger ist es günstiger, nicht mehr als 3 verschiedene Öle miteinander zu mischen.

Alle 3 - 5 Anwendungen sollte die Schale mit Alkohol und einem Baumwolltuch gereinigt werden.

Nicht alle beschriebenen Wirkungen lassen sich durch die Duftlampe erreichen. Oftmals sind körperliche Anwendungen wie Bäder, Massageöle oder Salben dafür nötig. Siehe genaue Rezepturangaben.

Mischungen für die Duftlampe

Kinderzimmer:
1 Tropfen Honig
3 Tropfen Mandarine
2 Tropfen Zimt

Weitere geeignete Öle sind:
Clementine, Geranie, Ginster, Grapefruit, Kakao, Kamille römisch, Lavendel, Melisse, Orange, Rose, Schafgarbe, Vanille.

Arbeitszimmer:
3 Tropfen Ysop
4 Tropfen Zitrone

Außerdem geeignet:
Alle Zitrusöle, Eisenkraut, Minze, Rosmarin, Ysop, Zirbelkiefer.

Wohnraum:

6 Tropfen Eisenkraut	oder	4 Tropfen Grapefruit
2 Tropfen Geranie		1 Tropfen Rose
		3 Tropfen Zeder

Weiter geeignet sind: Alle Blütendüfte, leichte Zitrusöle, Hölzer.

Meditationsmischung:
1 Tropfen Myrte
1 Tropfen Rose
2 Tropfen Weihrauch
2 Tropfen Zeder
Weitere Öle:
Lavendel, Myrrhe, Muskatellersalbei, Salbei, Wacholder, Ysop.

Bei Erkältungen:
3 Tropfen Eukalyptus
2 Tropfen Zirbelkiefer
5 Tropfen Zitrone
Außerdem wirksam:
Cajeput, Kampher, Latschenkiefer, Lavendel, Ysop.

Schlafmischung:
2 Tropfen Geranie
3 Tropfen Lavendel
3 Tropfen Melisse
Ebenso:
Ginster, Kamille römisch, Mimose, Neroli, Orange, Rose, Sandelholz, Schafgarbe, Ylang-Ylang.

Bei Insektenbelästigung:
Eukalyptus, Geranie, Lavendel, Nelke, Zeder.

Sinnliche Mischung:
1 Tropfen Jasmin
3 Tropfen Sandelholz
1 Tropfen Vetiver
Ebenso:
Eichenmoos, Moschuskörner, Tuberose, Ylang-Ylang.

Bei starkem Zigarettenrauch:
2 Tropfen Myrte
1 Tropfen Neroli
2 Tropfen Zirbelkiefer
Ebenso geeignet:
Bay, Eisenkraut, Lemongrass, Salbei, Wacholder, Ysop, Zitrone.

Bei Magersucht:
4 Tropfen Grapefruit
3 Tropfen Sandelholz
3 Tropfen Vetiver
Ebenso:
Alle Zitrusöle, Kakao, Vanille, Zimt.

Bei Magen- Darmerkrankungen:
Kamille römisch, Koriander, Kreuzkümmel, Minze, Zimt.

Als Ersatz für eine Duftlampe (z.B. auf Reisen) eine Schale mit Wasser und ätherischem Öl auf die Heizung stellen oder ein nasses Tuch mit ätherischen Ölen zur Raumbefeuchtung aufhängen oder ein Duftvlies bzw. Löschpapier mit seinem Lieblingsduft beträufeln.

Bäder

Da sich die ätherischen Öle mit Wasser nicht vermischen, braucht man einen natürlichen Emulgator. Als solche eignen sich Honig, Sahne, Milch, Flüssigseife (ohne Konservierungs- und Duftstoffe), Meersalz, Naturerde und ein Basisöl.
In ca. 2 Eßlöffel Emulgator werden 10 - 15 Tropfen Öl gelöst. Die ätherischen Ölmischungen nicht unter das laufende Wasser, sondern in die eingelassene Wanne geben.
Zitrusöle können eine Hautallergie hervorrufen bzw. in zu hoher Konzentration die Haut reizen, ebenso Minze und Basilikum, Thymian etc.
Nicht mehr als 3 Tropfen von diesen Ölen für ein Bad!

Entspannungsbad:
Auf 200 ml Flüssigseife
6 Tropfen Geranie
20 Tropfen Lavendel
12 Tropfen Melisse
18 Tropfen Orange
8 Tropfen Zimt
Davon 4 Eßlöffel für 1 Bad verwenden!

Kinderbad:
Auf 2-4 Eßlöffel Emulgator
1 Tropfen Geranie
2 Tropfen Honig
1 Tropfen Kamille römisch
2 Tropfen Orange

Entschlackendes Bad:
Auf 2-4 Eßlöffel Emulgator
2 Tropfen Douglasie
4 Tropfen Geranie
2 Tropfen Wacholder
2 Tropfen Wiesenkönigin
3 Tropfen Zitrone

Sinnliches, hautpflegendes Bad:
Auf 2-4 Eßlöffel Emulgator
3 Tropfen Grapefruit
2 Tropfen Jasmin
4 Tropfen Sandelholz
1 Tropfen Vetiver
3 Tropfen Ylang-Ylang

Meersalzbad:
4 Eßlöffel grobes Meersalz
1 Tropfen Geranie
3 Tropfen Grapefruit
4 Tropfen Lavendel
1 Tropfen Neroli
4 Tropfen Rosenholz
Bei empfindlicher Haut evt. 2 Eßlöffel Emulgator

Kleiebad:
1 Säckchen Weizenkleie mit 10 Tropfen äth. Öl und 2 Eßlöffel Emulgator ins Badewasser hängen. Wirkt reinigend, besonders bei Hauterkrankungen.

Lehmbad: (Heilerdebad - Naturerde)
3 - 10 Eßlöffel grüner Lehm (Heilerde)
10 - 20 Tropfen ätherische Öle
evt. plus 2 Eßlöffel Emulgator
mit etwas lauwarmem Wasser gut auflösen und ins Badewasser geben.
Wirkt entschlackend und hautpflegend.

Sitzbad: (Hämorrhoiden)
Auf 2 Eßlöffel Honig
3 Tropfen Lavendel
4 Tropfen Zypresse
lauwarmes Wasser

Fußbad:
Auf 2 Eßlöffel Meersalz 5 Tropfen Minze geben und in einer Schüssel mit lauwarmem Wasser vermischen.

Ölbad:
2O ml Jojobaöl oder anderes Basisöl mit ätherischen Ölen mischen.

Duschgels:

Auf 200 ml Flüssigseife kommen 25 - 40 Tropfen ätherisches Öl.

Erfrischendes Duschgel:
12 Tropfen Eisenkraut
8 Tropfen Orange
8 Tropfen Sandelholz
4 Tropfen Zeder

Parfümduschgel:
6 Tropfen Eisenkraut
6 Tropfen Grapefruit
3 Tropfen Melisse
2 Tropfen Myrte
5 Tropfen Rose
4 Tropfen Rosenholz
4 Tropfen Sandelholz

Herrenduschgel:
4 Tropfen Bergamotte
2 Tropfen Rose
4 Tropfen Rosenholz
8 Tropfen Rosmarin
4 Tropfen Sandelholz
8 Tropfen Ysop

Shampoos und Haarpflege

Shampoogrundlage

1. Fertige Shampoomischung ohne Duftstoffe oder chemische Konservierung, dioxanfrei.
2. Flüssigseife aus dem Reformfachhandel
3. 500 ml Wasser mit 50 g Seifenflocken oder Silberseife und etwas Pottasche auf die Hälfte einkochen lassen.

Auf 200 ml Shampoo gibt man 20 - 30 Tropfen ätherisches Öl.

Fettes Haar:
200 ml Shampoogrundlage
5 Tropfen Bergamotte
10 Tropfen Lavendel
5 Tropfen Melisse
10 Tropfen Zeder
Oder:
Limette, Zitrone, Zypresse.

Schuppen:
200 ml Shampoogrundlage
3 Tr. Kamille wild oder römisch
8 Tropfen Lavendel
8 Tropfen Rosmarin
6 Tropfen Wacholder
Oder:
Eukalyptus, Zeder.

Haarausfall:
200 ml Shampoogrundlage
5 Tropfen Bay
3 Tropfen Geranie
8 Tropfen Rosmarin
5 Tropfen Zeder

Oder:
Basilikum, Lavendel, Salbei, Schafgarbe, Thymian.

Haarspülung:
Aus 1 Liter Wasser mit 3 -5 Tropfen ätherischem Öl Schüttelmixtur machen (gut verrühren wegen gleichmäßiger Verteilung), über das feuchte Haar gießen und abtrocknen.

Helles Haar:
Kamille, Schafgarbe, Zitrone.

Dunkles Haar:
Geranie, Muskatellersalbei, Petit Grain, Rosenholz, Rosmarin, Ysop

Haarölkur:
1 x pro Woche bei den verschiedenen Haarproblemen 20 Tropfen ätherische Öle mit 5 ml Jojobaöl und 50 ml fettem Öl (z.B. Weizenkeimöl) vermischen. Die Mischung mit einem getränkten Wattebausch Strähne für Strähne auftragen. 2 Stunden mit einem umwickelten Handtuch einwirken lassen, dann auswaschen.

Kur für trockenes Haar:
50 ml Weizenkeimöl
5 ml Jojobaöl
8 Tropfen Lavendel
4 Tropfen Orange
6 Tropfen Sandelholz
2 Tropfen Ylang-Ylang

Kompressen

Kalte Kompressen bei akuten Erkrankungen (Fieber, Prellungen, Zerrungen), eventuell mit Alkoholbeigabe.
Warme Kompressen bei chronischen Erkrankungen - Dunstwickel.
Die Kompressen können statt mit reinem Wasser auch mit einem Wasser-Heilerde-Gemisch gemacht werden.
Auf 1 Liter Wasser gibt man ungefähr 3 - 6 Tropfen ätherisches Öl.

Fieberwickel, kalt:
1 Liter Wasser
2 Tropfen Lavendel
2 Tropfen Melisse
2 Tropfen Zitrone

Sportkompresse, kalt:
1 Liter Wasser
2 Tropfen Kampher
2 Tropfen Rosmarin
2 Tropfen Wacholder

Augenkompresse, kalt:
1/2 Liter Wasser
1 Tropfen Fenchel
1 Tropfen Rose

Magen-Darmkolik, warm:
1 Liter Wasser
2 Tropfen Basilikum
2 Tropfen Fenchel
2 Tropfen Kamille römisch

Leberwickel, warm:
1 Liter Wasser
2 Tropfen Galbanum
2 Tropfen Karotte
2 Tropfen Rosmarin

Gesichtskompresse, warm:
Nicht bei geplatzten Äderchen!
1 Liter Wasser
1 Tropfen Neroli
oder
1 Tropfen Eisenkraut
1 Tropfen Mandarine
3 Tropfen Rosenholz
1 Tropfen Ysop
1 Tropfen Zeder

Inhalationen

Trockene Inhalation:
2 Tropfen Lavendel, 2 Tropfen Melisse
Auf ein Taschentuch zum Einschlafen, auf das Kopfpolster, auf das Kuscheltier des Kindes (halbe Dosierung!) oder auf ein Duftvlies geben.

Feuchte Inhalation:
Speziell bei Grippe- und Erkältungskrankheiten
6 Tropfen ätherisches Öl auf 1 - 2 Liter Wasser 2 - 3 x täglich inhalieren. Auch die Verwendung eines Inhalators ist möglich.
Dauer: 5 - 10 Minuten pro Sitzung. Vorsicht bei Asthmatikern! Feuchte Inhalationen können Asthmaanfälle auslösen!
2 Tropfen Eukalyptus oder Cajeput
2 Tropfen Salbei
2 Tropfen Zitrone
oder:
2 Tropfen Benzoe
2 Tropfen Eukalyptus
2 Tropfen Zitrone
Weiter geeignet:
Basilikum, Douglasie, Kampher, Latschenkiefer, Meerkiefer, Minze, Rosmarin, Thymian, Wacholder, Weißtanne, Ysop, Zimt.

Saunaöl:
20 Tropfen Eisenkraut
10 Tropfen Lemongrass
40 Tropfen Myrte
30 Tropfen Zirbelkiefer
Von dieser Mischung jeweils 5 Tropfen auf eine Kelle Wasser geben. Nicht pur auf die Steine gießen - entflammbar!

Weitere Öle: Cajeput, Douglasie, Eukalyptus, Grapefruit, Lärche, Latschenkiefer, Limette, Meerkiefer, Salbei, Wacholder, Weißtanne, Zeder, Zitrone.

Parfüms

Sie unterstreichen auf natürliche und nicht aufdringliche Weise die persönliche Ausstrahlung, beeinflussen Stimmung und Wohlbefinden. Fast alle käuflichen Parfüms, auch die der teuren Preisklasse, bestehen fast nur aus synthetischen Duftstoffen und aus vergälltem Alkohol.

Als Grundlage für ein Parfümöl (haftet länger auf der Haut als ein Eau de Toilette) verwendet man Jojobaöl. Eventuell kann man Fixative dazugeben wie Benzoe, Galbanum, Patchouli, Vetiver.

Mischen Sie anfangs nicht zu viele Öle auf einmal. Jedes Parfüm sollte eine Basis-, Herz- und Kopfnote enthalten. Beim Mischen beginnt man immer zuerst mit der Basisnote.
Vor der Verwendung sollte das Parfümöl ungefähr 2 Wochen reifen, damit sich die unterschiedlichen Öle gut miteinander verbinden und ein runder Duft entsteht. Immer auch auf der Haut ausprobieren!

Herzbetont, fruchtwürzig:
10 ml Jojobaöl
4 Tropfen Grapefruit
1 Tropfen Iris
1 Tropfen Narzisse
2 Tropfen Tonkabohne
2 Tropfen Vanille
2 Tropfen Ylang-Ylang

Würzig, warmes Parfüm:
10 ml Jojobaöl
1 Tropfen Geranie
3 Tropfen Ingwer
2 Tropfen Koriander
2 Tropfen Limette
3 Tropfen Melisse
3 Tropfen Patchouli

Blumige, herzbetonte Mischung:
10 ml Jojobaöl
2 Tropfen Lavendel
2 Tropfen Limette
2 Tropfen Palmarosa
1 Tropfen Rose
3 Tropfen Sandelholz

Süßes, weiches Parfüm:
10 ml Jojobaöl
2 Tropfen Grapefruit
1 Tropfen Honig
3 Tropfen Jasmin
3 Tropfen Lavendel
2 Tropfen Sandelholz

Kinderparfüm:
10 ml Jojobaöl
1 Tropfen Honig
2 Tropfen Lavendel
2 Tropfen Mandarine
1 Tropfen Schafgarbe

Parfüms für Männer

Apart, attraktiv:
10 ml Jojobaöl
2 Tropfen Myrte
3 Tropfen Petit Grain
2 Tropfen Ysop
3 Tropfen Zeder
4 Tropfen Zitrone

Sportlich:
10 ml Jojobaöl
3 Tropfen Grapefruit
1 Tropfen Lavendel
2 Tropfen Myrte
1 Tropfen Weißtanne
1 Tropfen Zeder

Würzig:
10 ml Jojobaöl
1/2 Tropfen Eichenmoos
2 Tropfen Limette
1 Tropfen Orange
2 Tropfen Rosenholz
1 Tropfen Vanille
2 Tropfen Vetiver

Herb, frisch:
10 ml Jojobaöl
2 Tropfen Bergamotte
2 Tropfen Eisenkraut
5 Tropfen Grapefruit
1 Tropfen Ingwer
1 Tropfen Lemongrass
1 Tropfen Neroli
2 Tropfen Zirbelkiefer

Eau de Toilette

Statt fettem Öl verwendet man Quellwasser, Hydrolate oder kohlensäurefreies Mineralwasser. Zur besseren Löslichkeit der ätherischen Öle kann man bei entsprechender Hautverträglichkeit 96%igen Weingeist dazumischen (Hälfte bis 2/3).

Grundrezept:
Ungefähr 30 - 60 Tropfen auf 60 ml Wasser / Alkohol-Gemisch.

Rasierwasser

Als ätherische Öle eignen sich gut:
Bay, Bergamotte, Citronella, Douglasie, Eichenmoos, Eisenkraut, Grapefruit, Lärche, Lavendel, Limette, Melisse, Muskatellersalbei, Myrte, Neroli, Petit Grain, Rosenholz, Rosmarin, Sandelholz, Vetiver, Wacholder, Weihrauch, Weißtanne, Zeder, Zypresse,

Auf 50 ml Quellwasser oder Mineralwasser gibt man 5 - 10 Tropfen ätherisches Öl, eventuell zusätzlich 2 Eßlöffel Weingeist.

Süßlich:
2 Tropfen Bergamotte
2 Tropfen Geranie
2 Tropfen Sandelholz

Frisch:
3 Tropfen Lavendel
2 Tropfen Lemongrass
3 Tropfen Zeder

Herb:
2 Tropfen Limette
2 Tropfen Petit Grain
2 Tropfen Rosmarin
2 Tropfen Zeder

Fette Öle

Basisöle für die Massage, für Körper und Gesicht.
Alle Basisöle sollten unraffiniert und kaltgepreßt sein.

Süßes Mandelöl
Pflegt und nährt die Haut, für alle Hauttypen und Altersstufen geeignet, besonders bei Hautfeuchtigkeitsproblemen.

Weizenkeimöl
Enthält viel Vitamin E, auch für Packungen zur Regeneration geeignet, etwas länger haltbar als Mandelöl.

Haselnußöl
Für strapazierte und trockene Haut, als Sonnenölgrundlage sehr gut geeignet (Sonnenschutzfaktor 3 - 4).

Aloe Vera - Öl
Die Pflanze stammt aus der Wüste Mexikos. In früheren Zeiten wurden die Blätter auf frische Wunden aufgelegt. Die Pflanze wird z.B. in Sojaöl eingelegt. Bei rissiger, spröder Haut, Altershaut, Sonnenbrand. Das Öl enthält eine Information zur Selbstheilung.

Avocadoöl
Sehr nährend, allerdings gibt es kaum gute Qualität ohne Konservierungsmittel.

Johanniskrautöl
Ein sehr fettes Öl, gut für Wunden, Verbrennungen, Nervenschmerzen.

Jojobaöl
Stammt aus der Nuß des Jojobastrauches in der Wüste Mexikos. Es handelt sich dabei eigentlich um ein flüssiges Wachs. Daraus folgt die unbegrenzte Haltbarkeit, wird nicht ranzig. Das Öl dringt gut und schnell in die Haut ein und reguliert die Hautfeuchtigkeit. Die Haut bleibt glatt und geschmeidig (Sonnenschutzfaktor 4).

Außerdem:
Olivenöl, Distelöl (reich an ungesättigten Fettsäuren), Sonnenblumenöl, Maiskeimöl, Nachtkerzenöl (enthält viel Gamma-Linolensäure), Walnußschalenöl (Sonnenschutzfaktor 3 - 4).

Massageöl-Mischungen

Die Aromatherapiemassage ist eine sanfte Massagetechnik, bei der Streichbewegungen und Körperkontakt die wesentlichen Elemente sind, um die Wirkung der zugemischten ätherischen Öle zu unterstreichen. Durch die Massage werden die Blutversorgung und Lymphdrainage des entsprechenden Gebietes verbessert. Dadurch verringern sich Muskelschmerzen, abgelagerte Giftstof-

fe (Schlacken) werden besser beseitigt und über den Duft die Psyche beeinflußt.
Auf 50 ml Basisöl gibt man 5 - 20 Tropfen ätherisches Öl.

Entspannendes Massageöl:
50 ml fettes Öl
2 Tropfen Geranie
4 Tropfen Lavendel
3 Tropfen Melisse
4 Tropfen Orange
4 Tropfen Sandelholz
2 Tropfen Zimt

Massageöl bei Menstruationsbeschwerden bzw. Eierstockzysten:
50 ml Nachtkerzenöl
3 Kapseln Borretschöl (öffnen und Öl verwenden)
3 Tropfen Fenchel
4 Tropfen Galbanum
3 Tropfen Tonkabohne
5 Tropfen Ylang-Ylang
3 Tropfen Zypresse

Babymassageöl:
20 ml Mandelöl
1 Tropfen Rose

Gesichtsmassageöl:
Macht die Haut weich und löst die verkrampfte Gesichtsmuskulatur.
20 ml Jojobaöl
8 Tropfen Orange
2 Tropfen Ylang-Ylang

Massageöl bei Muskelverspannungen:
50 ml fettes Öl
4 Tropfen Douglasie
7 Tropfen Lavendel
5 Tropfen Limette oder Eisenkraut
2 Tropfen Rosmarin
3 Tropfen Wacholder
3 Tropfen Wiesenkönigin

Hautpflegemittel

Die ätherischen Öle helfen Hautprobleme mildern. Zusätzlich ist aber auch eine Reinigung von innen durch Ernährungsumstellung und Änderung der Lebensgewohnheiten nötig. Die Haut ist der Spiegel unseres inneren Zustandsbildes.
Wechseln Sie öfter die ätherischen Öle bzw. wenden Sie diverse Pflegemittel nicht ständig, sondern nur kurweise an, damit kein Gewöhnungseffekt auftritt.

Ätherische Öle für die verschiedenen Hauttypen

Normale Haut:
Bergamotte, Kamille, Lavendel, Limette, Neroli, Petit Grain, Rose

Trockene Haut:
Geranie, Jasmin, Mimose, Myrrhe, Neroli, Orange, Pampelmuse, Rosenholz, Sandelholz, Vetiver, Ylang-Ylang.

Fette Haut:
Bay, Geranie, Lavendel, Lemongrass, Minze, Myrte, Patchouli, Wacholder, Weihrauch, Zitrone, Zypresse.

Ältere Haut:
Karotte, Lavendel, Neroli, Rose, Vetiver, Weihrauch.

Aufgedunsene Haut:
Fenchel, Geranie, Wacholder, Zypresse.

Aknehaut:
Galbanum, Karotte, Kamille blau, Rose, Schafgarbe, Zeder.

Körperöl nach dem Bad:
Auf 100 ml Basisöl
6 Tropfen Jasminöl
12 Tropfen Sandelholz
6 Tropfen Vetiver
9 Tropfen Ylang-Ylang

Körpermilch:
50 ml Wasser erhitzen mit 2 Eßlöffeln weißem Lehm verrühren, tropfenweise 25 ml fettes Öl untermischen, ätherisches Öl nach Wahl oder 1 - 2 Eßlöffel Lanolin untermischen.

Reinigungsmilch:
Grundrezept wie bei Körpermilch
2 Tropfen Geranie
6 Tropfen Lavendel

Gesichtswasser:
50 ml Quellwasser
2 Eßlöffel Weingeist
1 Tropfen Schafgarbe
1 Tropfen Wacholder
3 Tropfen Zitrone
2 Tropfen Zypresse

Für empfindliche Haut (ohne Alkohol):
50 ml Quellwasser
2 Tropfen Lavendel
1 Tropfen Rose
2 Tropfen Sandelholz

Gesichtstonikum:
15 ml Wasser
15 ml Weingeist
4 Tropfen Grapefruit
2 Tropfen Melisse
3 Tropfen Myrte
1 Tropfen Ylang-Ylang

Gesichtspackung bei fetter Haut:
2 Eßlöffel Quellwasser
1 El. grüner Lehm (Heilerde)
1 Tropfen Zitrone
1 Tropfen Zypresse
Lehm (Heilerde) ist sehr mineralienreich, vor allem an Kieselsäure, entgiftet und entschlackt die Haut.

Gesichtspackung bei gereizter, entzündlicher Haut:
2 Eßlöffel Quellwasser
1 Eßlöffel grüner Lehm (Heilerde)
1 Tropfen Galbanum
1 Tropfen Karotte

15 - 20 Minuten einwirken lassen, mit kaltem Wasser abwaschen.
2 x wöchentlich anwenden.
Statt Lehm (Heilerde) kann als Grundmasse der Maske auch Naturjoghurt mit Öl und Haferflocken verwendet werden.
Zum Beispiel:
2 Teelöffel Naturjoghurt
1 Teelöffel Mandelöl
1/2 Teelöffel feine Haferflocken
ätherische Öle

Sonnenöl:
50 ml Haselnußöl oder Olivenöl
8 Tropfen Bergamotte, 8 Tropfen Karotte
Vorsicht: Bei empfindlicher Haut bewirken z.B. Anis, Eisenkraut und alle Zitrusöle Lichtflecken!

Pflegendes Öl bei Sonnenbrand bzw. nach dem Sonnenbad:
50 ml Johanniskrautöl oder Aloe Vera Öl
10 Tropfen Lavendel, 5 Tropfen Schafgarbe, 2 Tropfen Ylang-Ylang

Cremes

Sie haben gegenüber den Körperölen bzw. Gesichtsölen den Vorteil, daß sie etwas länger auf der Haut haften bleiben und dort verstärkt lokal wirken. Verwenden Sie nie Vaseline, Paraffin oder andere Mineralöle als Cremegrundlage, da diese austrocknend wirken und mit den ätherischen Ölen ins Körperinnere mitgerissen werden.
Für die Cremeherstellung sind am besten Töpfe aus Edelstahl, Ton oder Glas geeignet. Bitte kein Emailgeschirr verwenden!
Sauber arbeiten und kleine Mengen (ca. 30 Gramm) herstellen.
Die Cremes immer im Wasserbad zubereiten. Die verwendeten Grundlagen nicht kochen lassen, da die Creme sonst ranzig wird.
Als natürliches Konservierungsmittel könnte man 1 Tropfen Benzoe untermengen.
Die Haltbarkeit dieser Frischkosmetika beträgt ungefähr 2 Monate bei kühler Lagerung. Heilsalben können länger verwendet werden durch ihren hohen Gehalt an antiseptischen ätherischen Ölen. Eine schimmelig gewordene bzw. vom Geruch her umgekippte Creme nicht mehr verwenden!
Die ätherischen Öle erst nach Abkühlen auf Handwärme untermengen. Auf ungefähr 30 Gramm Cremegrundlage gibt man 5 - 10 Tropfen ätherische Öle. Bei Heilsalben auch etwas mehr Tropfen.

1. Cremeherstellung aus einer Fertigcreme

Fertigcreme ohne Duftstoffe im Wasserbad verflüssigen, abkühlen lassen, ätherische Öle untermengen.

Narbencreme:
Auf 30 Gramm Cremegrundlage
4 Tropfen Karotte
6 Tropfen Lavendel
1 Tropfen Neroli
Als Grundlage für diese Creme ist auch Johanniskrautöl und Aloe Vera-Öl mit Bienenwachs gut geeignet.

2. Gereinigtes Lanolin
Es handelt sich dabei um das Wollfett der Schafe mit guten hautpflegenden Eigenschaften, das mit dem menschlichen Hautfett in seiner Zusammensetzung verwandt ist. Ungereinigtes Lanolin enthält oft noch Pestizidrückstände und Paraffinzusätze. Lanolin hat einen starken Eigengeruch.

Kinderbrustbalsam (Schulkind):
50 Gramm Lanolin
3 Gramm Lorbeerölauszug
8 Tropfen Cajeput
8 Tropfen Latschenkiefer
6 Tropfen Lavendel
3 Tropfen Zeder
Lorbeeröl ist stark keimtötend, durchblutungsfördernd und abwehrsteigernd.

3. Öl mit Bienenwachs
Beide Zutaten gleichzeitig erwärmen, bis die Masse flüssig ist, auskühlen lassen, ätherische Öle dazugeben.

Bei juckenden Ekzemen:
50 ml Johanniskrautöl
8 Gramm Bienenwachs
2 Tropfen Galbanum
3 Tropfen Karotte
5 Tropfen Lavendel
1 Tropfen Minze
2 Tropfen Zeder

Lippenbalsam:
30 ml Johanniskrautöl
oder Aloe Vera-Öl
4 - 6 Gramm Bienenwachs
4 Tropfen Grapefruit
3 Tropfen Karotte
3 Tropfen Orange

Augenfältchencreme:
30 ml Jojobaöl
4 - 6 Gramm Bienenwachs
7 Tropfen Karotte
2 Tropfen Neroli

4. Creme aus reiner Kakaobutter oder Karitébutter und Öl

* Karitébutter wird aus den Karité-Nüssen (palmenähnliche Pflanze) gewonnen und ist geruchsneutral.
* Kakaobutter ist ein Nebenprodukt bei der Kakaoherstellung und hat einen leichten Eigengeruch.
* Sheabutter stammt aus den Nüssen eines afrikanischen Nußbaumes und ist sehr hautverträglich.

Die entsprechende Menge im Wasserbad verflüssigen, auskühlen lassen, ätherische Öle dazugeben, zum Härten in den Kühlschrank geben.

Creme für die reifere Haut:
8 Gramm Kakaobutter
16 - 20 ml Jojobaöl
2 Tropfen Grapefruit
6 Tropfen Lavendel
1 Tropfen Neroli
1 Tropfen Vetiver
4 Tropfen Weihrauch

Creme für trockene Haut:
12 Gramm Karitébutter (oder Kakao- bzw. Sheabutter)
20 ml Jojobaöl
2 Tropfen Grapefruit
2 Tropfen Orange
3 Tropfen Rosenholz
1 Tropfen Ylang-Ylang

5. Cremes mit Naturerde (Heilerde)

Schutzcreme:
20 ml Jojobaöl
4 Gramm Bienenwachs
1,5 Eßlöffel weißer Lehm (Luvos I/ ultrafein)

1 Tropfen Geranie
4 Tropfen Lavendel
2 Tropfen Patchouli
2 Tropfen Zitrone
2 Tropfen Zypresse

Öl mit Bienenwachs erwärmen, Heilerde dazugeben, so daß eine breiige Masse entsteht.

Nachtcreme:
20 ml Weizenkeimöl
1,5 Eßlöffel weißer Lehm (Heilerde)
10 - 15 Gramm Karitébutter (oder Kakao- bzw. Sheabutter)
1 Tropfen Bay
1 Tropfen Galbanum
2 Tropfen Geranie
2 Tropfen Grapefruit
1 Tropfen Kamille blau
2 Tropfen Karotte
3 Tropfen Lavendel

Tagescreme:
20 ml abgekochtes Waser
1,5 Eßlöffel weißer Lehm
25 - 30 Gramm Karitébutter (oder Basisöl)
2 Tropfen Geranie
2 Tropfen Limette
2 Tropfen Melisse
3 Tropfen Wacholder

Wasser mit Heilerde zu breiiger Masse verrühren, daneben Karitébutter verflüssigen und bei gleicher Temperatur tropfenweise untermischen. Nach dem Abkühlen 1 - 2 Eßlöffel Alkohol untermischen als Emulgator oder 1 - 2 Eßlöffel flüssigen Honig.

Weitere Körperpflegemittel

Zahnpasta:

Auf 100 mg ca. 8 Tropfen ätherisches Öl.
100 ml Quellwasser mit Naturerde/ Heilerde (weiß oder weiß-grün gemischt) zu einer festen breiigen Masse verrühren. Die grüne Naturerde ist grobkörniger. Eventuell 1 Prise Meersalz

2 Tropfen Grapefruit
1 Tropfen Kamille blau
1 Tropfen Minze
1 Tropfen Salbei
2 Tropfen Sandelholz
Außerdem geeignet:
Myrrhe, Schafgarbe, Zitrone, Zypresse (bei Zahnfleischbluten).
Die fertige Masse in eine Tube oder Schraubglas füllen.

Deospray:
Herstellung wie Eau de Toilette

Auf 100 ml Grundlage:
3 Tropfen Geranie
5 Tropfen Grapefruit
5 Tropfen Salbei
3 Tropfen Schafgarbe
Schweißhemmend sind auch Thymian, Wacholder, Zitrone, Zypresse.

Mundspray
100 ml destilliertes Wasser
3 Tropfen Minze
5 Tropfen Salbei
10 Tropfen Zitrone
Weitere Öle:
Eukalyptus, Fenchel, Kamille, Rosmarin, Sandelholz, Thymian.

Gurgellösung bei entzündetem Rachen:
1/4 Liter Wasser
1 Teelöffel Alkohol
1 Tropfen Salbei
2 Tropfen Sandelholz

Desodorierender Körperpuder:
50 g weiße Naturerde, 5 Tropfen Salbei

Wundpuder:
50 g weiße Naturerde, 5 Tropfen Lavendel

Ohrentropfen:
10 ml Olivenöl oder Johanniskrautöl
5 - 20 Tropfen Lavendel
Von dieser Mischung 1 - 2 Tropfen in den Gehörgang träufeln.

Körperlotion bei Schafblattern (Gürtelrose):
1 Liter Wasser
2 Tropfen Lavendel
2 Tropfen Schafgarbe
evt. 1 Tropfen Geranie
Schüttelmixtur herstellen, lindert den Juckreiz.

Melissengeist:
50 ml 96%iger Alkohol, 5 Tropfen Melisse

Franzbranntwein:
1 Liter naturbelassener Obstler
3 Tropfen Angelikawurzel
5 Tropfen Douglasie
5 Tropfen Latschenkiefer
8 Tropfen Melisse
5 Tropfen Salbei
5 Tropfen Zirbelkiefer
Zwei Wochen ziehen lassen, eventuell mit Wasser verdünnen.

Für den Obstler können Sie im Frühjahr die frischen Triebe sammeln von Fichtenspitzen, Birkenzweigen, Latschenkiefernadeln, Lärchen..., mit Alkohol ansetzen. Dazu 1/3 Pflanzenmaterial und 2/3 Alkohol 3 Wochen ziehen lassen und andere ätherische Öle nach Wahl zusetzen; nochmals 10 Tage ziehen lassen.

Verwendung im Haushalt

Maleranstrich:
Auf 1 Eimer Farbe ca. 30 Tropfen ätherische Öle, z.B. 10 Tropfen Geranie, 20 Tropfen Lavendel. Hält Insekten und Schimmelpilz fern.

Möbelpolitur:
50 ml Jojobaöl
15 Tropfen Orange
20 Tropfen Zirbelkiefer

Geschirrspülmittel:
500 ml Flüssigseife
5 Tropfen Kamille blau
5 Tropfen Schafgarbe
10 Tropfen Zitrone

Bügelwäsche:
500 ml Wasser im Zerstäuber
3 Tropfen Geranie
13 Tropfen Lavendel

Seifenspender:
200 ml Flüssigseife
4 Tropfen Geranie
8 Tropfen Grapefruit
8 Tropfen Rosenholz

Waschmaschine:
Ins Spülwasser 10 Tropfen Ihres Lieblingsöles geben.

Raumspray:
Zur Desinfektion auf 500 ml Wasser 20 Tropfen ätherisches Öl geben.
5 Tropfen Lemongrass
5 Tropfen Minze
10 Tropfen Wacholder

Briefpapier beduften:
In die Briefpapierschachtel einen Duftstreifen bzw. Duftvlies oder Löschpapier oder beduftete Watte legen.

Blütenpotpourri:
Verschiedene Blüten sammeln, trocknen, mit äther. Ölen nach Wahl versetzen und Fixiermittel (z.B. Benzoe, Vetiver, Patchouli ... Veilchenwurzelpulver oder Steinklee) vermischen, in eine Glasschale geben.

Verwendung beim Kochen

Als Emulgatoren dienen Eigelb, fette Öle, fette Speisen, Honig, Joghurt, Milch, Sahne, Sauerrahm.
Zahlreiche weitere Rezepte finden Sie in "Paradies Aromaküche" von Maria und Thomas Kettenring.

Erfrischungsgetränk für den Sommer:
1 Liter grüner Tee
etwas Ahornsirup
1/4 Liter Apfelsaft
2 Tropfen Zimtblätter
3 Tropfen Zitrone

Kräuteressig:
200 ml Essig
2 Eßlöffel Ahornsirup
4 Tropfen Estragon
3 Tropfen Melisse
2 Tropfen Ysop

Apfelcreme:
Gekochte, passierte Äpfel, Rosinen,
gehackte Cashewnüsse,
5 Spritzer Rosenwasser
(= 1 Liter abgekochtes Wasser mit 2 Tropfen Rose),
1 Tropfen Zimt,
1 Tropfen Vanille, etwas Honig zum Süßen.

Marzipankugeln:
150 Gramm Rohmarzipan (mit Honig oder Malz)
5 Spritzer Rosenwasser
einige zerkleinerte Rosinen
zerhackte Pinienkerne
2 Tropfen Mandarine
1 Tropfen Zimt

Verfeinerter Honig:
Auf 250 Gramm Honig
2 Tropfen Mandarine
1 Tropfen Vanille

Salatölmischungen:

100 ml Sesamöl
4 Tropfen Muskatnuß

100 ml Olivenöl
6 Tropfen Basilikum
10 Tropfen Oregano

100 ml Haselnußöl
5 Tropfen Dill
3 Tropfen Majoran

Likör:
200 ml Obstler
80 - 100 Gramm Honig oder Ahornsirup zusammen erhitzen, abkühlen lassen, ätherische Öle beimengen,

z.B.	2 Tropfen Ysop	oder	1 Tropfen Ingwer
	2 Tropfen Zitrone		2 Tropfen Melisse

Innerliche Einnahme

Heutzutage ist die innerliche Einnahme nur mehr in Ausnahmefällen gebräuchlich unter Anleitung eines erfahrenen Arztes oder Heilpraktikers bzw. Aromatherapeuten.

Die ätherischen Öle müssen für die Einnahme stark verdünnt werden zusammen mit einem Emulgator.
Die Einnahme darf nur über einen kurzen Zeitraum hindurch erfolgen, da sonst Nebenwirkungen bis Vergiftungen entstehen können. Manche Öle sind für die Einnahme überhaupt nicht geeignet.

Kinder und Schwangere sollten ebenfalls keine Öle innerlich einnehmen!

Einige Beispiele:
Bei Verdauungsbeschwerden 1 Tropfen Minze pur einnehmen oder 2 Tropfen Fenchel auf 1 Eßlöffel fettes Öl oder Heilerde geben.

Zur Stärkung des Immunsystems:
15 ml Propolistinktur
10 Tropfen Lavendel extra
10 Tropfen Zitrone
Von dieser Mischung 3 x täglich 5 Tropfen einnehmen.

Krankheitsregister

(Die folgende Liste erhebt keinen Anspruch auf Vollständigkeit!)

Medizinische Anwendungen sollten im Interesse Ihrer Gesundheit nur unter Aufsicht eines Arztes oder Heilpraktikers bzw. erfahrenen Aromatherapeuten durchgeführt werden, der auch über die Art der Anwendung, Dosis und Dauer entscheidet (individuell)! Zum Teil nur unterstützende Wirkung.

Abszeß
Bohnenkraut, Galbanum, Geranie, Karotte, Lavendel, Zitrone
Abwehrkraft steigernd
Angelikawurzel, Bergamotte, Eukalyptus, Honigessenz, Lavendel, Rose, Tuberose, Ysop, Zimt, Zitrone
Akne
Siehe Hautprobleme!
Allergie
Cajeput, Geranie, Kamille römisch, Lavendel, Narde, Neroli Rose.
Alpträume
Kamille römisch, Lavendel, Neroli, Rose, Sandelholz, Weihrauch
Analfistel
Galbanum, Karotte, Lavendel, Minze, Zeder
Angstzustände
Basilikum, Geranie, Kamille römisch, Lavendel, Majoran, Melisse, Muskatellersalbei, Neroli, Rose, Weihrauch, Zeder
Antriebslosigkeit
Bergamotte, Bohnenkraut, Citronella, Muskat, Rosmarin, Salbei, Thymian, Wacholder, Zitrone
Appetitlosigkeit
Bergamotte, Estragon, Fenchel, Grapefruit, Kakao, Kreuzkümmel, Majoran, Orange, Petit Grain, Ysop, Zitrone
Arteriosklerose
Melisse, Rosmarin, Thymian, Wacholder, Zitrone

Arthritis
Siehe Rheuma!
Asthma
Benzoe, Cajeput, Eukalyptus, Lavendel, Melisse, Minze, Rosmarin, Thymian, Ysop, Zypresse
Augenerkrankungen
Bergamotte, Fenchel, Kamille, Rose, Sandelholz, Weihrauch, Zeder
Ausfluß
Bergamotte, Lavendel, Minze, Muskatellersalbei, Patchouli, Rose, Tea-Tree, Ysop

Bauchkrämpfe
Angelikawurzel, Anis, Benzoe, Fenchel, Galbanum, Kamille römisch, Lavendel, Majoran, Melisse, Narde
Beruhigend
Basilikum, Benzoe, Bergamotte, Geranie, Ginster, Jasmin, Kakao, Kamille römisch, Lavendel, Mandarine, Melisse, Mimose, Muskatellersalbei, Narde, Narzisse, Palmarosa, Patchouli, Rose, Styrax, Tolu, Ylang-Ylang
Bettnässen
Kamille römisch, Schafgarbe, Rose und beruhigende Kinderöle, Zypresse
Blähungen
Anis, Bergamotte, Fenchel, Ingwer, Kamille römisch, Koriander, Kreuzkümmel, Limette, Majoran, Minze, Oregano
Blasenentzündung
Eukalyptus, Kamille, Lavendel, Sandelholz, Wacholer, Zeder
Blutarmut
Angelikawurzel, Cassia, Kamille römisch, Karotte
Blutdruck, hoch
Basilikum, Lavendel, Majoran, Melisse, Muskatellersalbei, Narde, Neroli, Palmarosa, Ylang-Ylang
Blutdruck, niedrig
Kampher, Meerkiefer, Rosmarin, Salbei, Thymian, Ysop
Blutreinigend
Douglasie, Tea Tree, Wacholder, Wiesenkönigin, Zitrone

Blutungen
Eukalyptus, Geranie, Rose, Weihrauch, Zimt, Zitrone, Zypresse
Brechreiz
Basilikum, Dill, Fenchel, Melisse, Minze, Rose, Zitrone
Bronchitis
Basilikum, Bay, Benzoe, Douglasie, Eukalyptus, Kampher, Lärche, Lavendel, Latschenkiefer, Meerkiefer, Minze, Myrrhe, Styrax, Thymian, Tolu, Weißtanne, Ysop, Zirbelkiefer
Brustentzündung
Kamille, Lavendel, Rose
Bruststau
Cistrose, Geranie, Minze

Cholesterinerhöhung
Rosmarin, Zitrone
Couperose (geplatzte Äderchen)
Schafgarbe, Wacholder, Zitrone, Zypresse

Dammriß
Lavendel, Zypresse
Darmentzündung
Bergamotte, Geranie, Kamille römisch, Lavendel, Minze, Tea-Tree
Depressionen
Basilikum, Benzoe, Bergamotte, Geranie, Ginster, Grapefruit, Kamille römisch, Koriander, Lavendel, Melisse, Mimose, Muskatellersalbei, Neroli, Patchouli, Petit Grain, Rose, Sandelholz, Schafgarbe, Tonka, Weihrauch, Vanille, Ylang-Ylang, Zeder
Desinfektion
Eukalyptus, Lavendel, Nelke, Oregano, Salbei, Thymian, Wacholder, Zimt, Zitrone
Diphterie
Bergamotte, Eukalyptus, Lavendel
Durchblutungsstörungen
Cassia, Kampher, Majoran, Narde, Nelke, Rosmarin, Santolin, Wacholder, Thymian, Zimt

Durchfall
Bohnenkraut, Cassie, Eukalyptus, Geranie, Kamille, Lavendel, Minze, Orange, Rosmarin, Sandelholz, Zimt, Zypresse

Eierstockentzündung, Zysten
Zypresse, sonst wie bei Menstruationsbeschwerden
Ekzem
Benzoe, Bergamotte, Cistrose, Geranie, Immortelle, Kamille, Karotte, Lavendel, Schafgarbe, Wacholder, Ysop, Zeder
Entzündungshemmend
Benzoe, Geranie, Kamille, Lavendel, Melisse, Mimose, Minze, Narde, Rose
Epilepsie
Lavendel, Narde, Zimt
Erbrechen
Siehe Brechreiz!
Erkältung, Grippe
Basilikum, Bay, Benzoe, Cajeput, Cassia, Eukalyptus, Ingwer, Kampher, Lavendel, Nelke, Rosmarin, Salbei, Thymian, Ysop, Zimt, Zitrone

Fettleibigkeit
Douglasie, Fenchel, Geranie, Patchouli, Wacholder
Fieber
Bergamotte, Eukalyptus, Kamille römisch, Lavendel, Melisse, Minze, Rose, Schafgarbe, Zitrone

Fieberblasen
Bergamotte, Kamille blau, Eukalyptus, Melisse, Zitrone
Frigidität
Jasmin, Moschus, Muskatellersalbei, Nelke, Patchouli, Rose, Sandelholz, Tuberose, Ylang-Ylang
Frostbeulen
Kampher, Lavendel, Zitrone, Zypresse
Füße, schmerzende
Lavendel, Minze, Rosmarin

Fußpilz
Citronella, Eukalyptus, Kampher, Lavendel, Minze, Rosmarin, Tea-Tree, Thymian, Zitrone

Gallenerkrankungen
Bergamotte, Eukalyptus, Galbanum, Geranie, Immortelle, Kamille röm., Karotte, Meerkiefer, Mimose, Minze, Rosmarin, Zitrone
Geburtsfördernd
Eisenkraut, Jasmin, Muskatellersalbei, Nelke
Gedächtnisschwäche
Alle Zitrusöle und Basilikum, Majoran, Minze, Oregano, Rosmarin, Thymian, Weihrauch, Ysop, Zypresse
Geschwüre
Benzoe, Bergamotte, Bohnenkraut, Cajeput, Eukalyptus, Galbanum, Kamille blau, Karotte, Lavendel, Nelke, Patchouli, Weihrauch, Ysop, Zitrone
Gewebefestigend
Geranie, Minze, Patchouli, Rose, Rosmarin, Sandelholz, Wacholder, Weihrauch, Zypresse
Gicht
Basilikum, Benzoe, Douglasie, Fenchel, Rosmarin, Thymian, Wacholder, Weißtanne, Wiesenkönigin, Zimt, Zitrone
Gürtelrose
Eukalyptus, Geranie, Lavendel, Melisse, Minze

Haarausfall
Basilikum, Bay, Eukalyptus, Kamille, Rosmarin, Salbei, Schafgarbe, Zeder
Haar, fettig
Bay, Bergamotte, Geranie, Lavendel, Limette, Melisse, Wacholder, Weihrauch, Zeder, Zitrone, Zypresse
Haar, trocken
Orange, Neroli, Sandelholz, Vetiver, Ylang-Ylang
Haar, dunkel
Geranie, Muskatellersalbei, Rosenholz, Rosmarin
Haar, hell
Kamille wild, Schafgarbe, Zitrone

Haar, geschädigt
Geranie, Lavendel, Orange, Rosenholz, Sandelholz,
Haarschuppen
Eukalyptus, Kamille wild, Lavendel, Melisse, Rosmarin, Zeder
Halsentzündung
Bergamotte, Bohnenkraut, Cajeput, Eukalyptus, Myrrhe, Salbei, Sandelholz, Thymian, Weihrauch, Zitrone
Hämorrhoiden
Kamille blau, Lavendel, Wacholder, Weihrauch, Tolu, Zypresse
Harnblasen/Harnröhrenentzündung
Cajeput, Sandelholz, Wacholder, Zeder
Harntreibend
Benzoe, Fenchel, Geranie, Lavendel, Meerkiefer, Rosmarin, Salbei, Sandelholz, Wacholder
Hautprobleme
Bay, Bergamotte, Eukalyptus, Galbanum, Geranie, Kamille blau, Kampher, Karotte, Lavendel, Minze, Myrte, Narde, Petit Grain, Rose, Sandelholz, Schafgarbe, Tolu, Wacholder, Weihrauch, Zeder
Fette Haut
Bergamotte, Geranie, Lavendel, Limette, Minze, Myrte, Patchouli, Rose, Wacholder, Zeder, Zitrone, Zypresse
Trockene Haut
Benzoe, Geranie, Ginster, Jasmin, Kamille römisch, Mimose, Myrrhe, Neroli, Orange, Patchouli, Petit Grain, Sandelholz, Vetiver, Ylang-Ylang
Aufgedunsene Haut
Fenchel, Geranie, Weihrauch, Zypresse
Empfindliche Haut
Jasmin, Kamille römisch, Lavendel, Neroli, Rose, Sandelholz
Altershaut, Falten
Benzoe, Karotte, Lavendel, Mimose, Neroli, Rose, Vetiver, Weihrauch
Herzbeschwerden
Anis, Eisenkraut, Geranie, Jasmin, Lavendel, Majoran, Melisse, Neroli, Rose, Schopflavendel, Ylang-Ylang, Ysop

Heuschnupfen
Fichtennadel, Kamille römisch, Lavendel, Orange, Oregano, Ysop, Zitrone, Zypresse
Husten, Keuchhusten
Basilikum, Benzoe, Douglasie, Eukalyptus, Lärche, Lavendel, Meerkiefer, Minze, Muskatellersalbei, Rosmarin, Sandelholz, Wacholder, Weißtanne, Ysop, Zypresse
Hysterie
Basilikum, Kamille römisch, Lavendel, Majoran, Muskatellersalbei, Neroli, Ysop

Immunsystem, stärkend
Lavendel etxra, Melisse, Zitrone
Impotenz
Siehe Frigidität!
Insektenabwehr
Cajeput, Citronelle, Eukalyptus, Lavendel, Nelke, Salbei
Insektenstiche
Basilikum, Lavendel, Majoran, Melisse, Tea-Tree, Zitrone

Juckreiz
Bergamotte, Kamille römisch, Karotte, Lavendel, Minze, Rose, Schafgarbe, Zeder

Kehlkopfentzündung
Benzoe, Kampher, Myrte, Salbei, Sandelholz, Weihrauch, Thymian, Ysop, Zitrone, Zypresse
Konzentrationsfördernd
Alle Zitrusöle und Basilikum, Bohnenkraut, Ysop
Kopfläuse
Bohnenkraut, Eukalyptus, Geranie, Lavendel, Melisse, Rosmarin, Zimt
Kopfschmerzen
Kamille römisch, Lavendel, Majoran, Minze, Rose
Krampfadern
Rose, Schafgarbe, Wacholder, Zitrone, Zypresse

Kreislaufstärkend
Eisenkraut, Rosmarin, Speiklavendel, Ysop

Lebererkrankung
Fenchel, Galbanum, Geranie, Immortelle, Kamille römisch, Karotte, Lavendel, Meerkiefer, Mimose, Minze, Rose, Rosmarin, Wacholder, Zypresse
Lymphdrüsenentzündung, Lymphstau
Cistrose, Eisenkraut, Galbanum, Grapefruit, Rosmarin, Salbei, Zitrone, Zypresse
Lungenentzündung
Cajeput, Douglasie, Eukalyptus, Kampher, Lärche, Meerkiefer, Weißtanne

Magenerkrankung
Angelikawurzel, Anis, Basilikum, Bohnenkraut, Eisenkraut, Fenchel, Geranie, Ingwer, Kamille römisch, Koriander, Kreuzkümmel, Majoran, Melisse, Minze (Übersäuerung), Muskat, Nelke (sekretionsanregend und stärkend), Oregano, Rosmarin, Schafgarbe (Geschwür), Zimt, Zitrone
Magersucht
Grapefruit, Kakao, Mandarine, Orange, Vanille
Malaria
Basilikum, Eukalyptus
Mandelentzündung
Bergamotte, Geranie, Kamille blau, Myrrhe, Salbei, Sandelholz, Thymian, Weihrauch
Masern
Eukalyptus, Kamille römisch
Menstruation
* Schmerzen: Galbanum, Geranie, Jasmin, Kamille römisch, Majoran, Melisse, Minze, Narde, Rose, Sandelholz, Schafgarbe, Tonka, Vanille, Wacholder, Weihrauch, Zypresse
* zu schwach oder fehlend: Cassia, Lavendel, Majoran, Minze, Rose
* zu stark: Rose, Zypresse

* unregelmäßig: Fenchel, Kamille römisch, Melisse, Muskatellersalbei, Oregano, Vanille, Ysop

Migräne

Siehe Kopfschmerzen!

Milzerkrankung

Galbanum, Immortelle, Ingwer, Karotte, Mimose

Müdigkeit

Citronella, Eisenkraut, Geranie, Lavendel, Lemongrass, Neroli, Rosenholz, Rosmarin, Wacholder, Zitrone

Mundgeruch

Basilikum, Bergamotte, Fenchel, Minze, Myrrhe, Myrte, Rose, Salbei, Sandelholz, Zitrone

Mundgeschwüre (Mundschleimhautentzündung)

Geranie, Kamille, Melisse, Myrrhe, Myrte, Salbei, Sandelholz, Zypresse

Mundpilz

Eukalyptus, Lavendel, Melisse, Patchouli, Tea-Tree

Muskelverspannung

Douglasie, Geranie, Kamille römisch, Kampher, Koriander, Lavendel, Majoran, Nelke, Rosmarin, Santolin, Wacholder, Wiesenkönigin, Zitrone

Nagelpflege

Zitrone

Narben

Karotte, Lavendel, Neroli, Rose, Rosenholz

Nasenbluten

Lavendel, Meerkiefer, Weihrauch, Zitrone, Zypresse

Nasennebenhöhlenentzündung

Angelikawurzel, Basilikum, Eukalyptus, Lavendel, Lemongrass, Majoran, Meerkiefer, Nelke, Zitrone

Nebennierenrindenerkrankung

Bohnenkraut, Geranie (ausgleichend), Rosmarin, Salbei (anregend)

Nervenentzündung, -schmerzen

Basilikum, Douglasie, Eukalyptus, Geranie, Lavendel, Minze, Rose, Schafgarbe

Nervosität
Siehe beruhigende Öle!
Neurodermitis
Cistrose, Immortelle, Lavendel, Mimose, Narde, Rose, Tea-Tree
Nierenerkrankung
Eukalyptus, Fenchel, Geranie, Meerkiefer, Sandelholz, Wacholder (nicht bei akuten), Zeder, Zitrone
Niesanfälle
Anis

Ohnmacht
Kampher, Minze, Rosmarin, Thymian
Ohrenentzündung, -schmerzen
Basilikum, Cajeput, Kamille, Lavendel, Minze, Zypresse

Prämenstruelles Syndrom
Muskatellersalbei, Rose, Tonka, Vetiver, Vanille
Prellungen, Zerrungen
Douglasie, Ingwer, Kampher, Minze, Nelke, Rosmarin, Salbei, Ysop
Prostataentzündung
Meerkiefer, Sandelholz
Psoriasis
(Schuppenflechte) siehe Ekzem!

Reiseübelkeit
Angelikawurzel, Lavendel, Minze
Rekonvaleszenz
Angelikawurzel, Cassie, Lavendel, Neroli, Tuberose, Weißtanne, Zimt, Zirbelkiefer
Rheuma
Bay, Benzoe, Cajeput, Cassia, Douglasie, Eukalyptus, Kamille römisch, Kampher, Koriander, Lavendel, Majoran, Oregano, Rosmarin, Wacholder, Wiesenkönigin, Ysop, Zitrone
Röteln / Scharlach
Eukalyptus, Minze

Scheidenpilz
Bergamotte, Eukalyptus, Lavendel, Melisse, Patchouli, Rose, Tea-Tree
Schlafosigkeit
Eichenmoos, Geranie, Kamille römisch, Lavendel, Majoran, Melisse, Mimose, Narde, Neroli, Petit Grain, Rose, Sandelholz, Schafgarbe, Ylang-Ylang
Schilddrüsenüberfunktion
Salbei
Schlangenbiß
Lavendel, Tea-Tree
Schluckauf
Basilikum, Dill, Estragon, Fenchel, Sandelholz
Schnupfen / Stockschnupfen
Angelikawurzel, Citronella, Eukalyptus, Kamille, Lavendel, Lemongrass, Majoran, Ysop, Zeder
Schock
Kampher, Minze, Mimose, Neroli, Rosmarin, Thymian
Schock körperlich
Siehe Ohnmacht!
Schock psychisch
Iris, Mimose, Neroli
Schuppenflechte
Wie Ekzem!
Schwangerschaftserbrechen
Dill, Minze, Lavendel, Blütendüfte
Schwangerschaftsstreifen
Lavendel, Neroli, Rose, Rosenholz
Schweißmindernd
Bergamotte, Citronella, Lemongrass, Limette, Muskatellersalbei, Salbei, Schafgarbe, Thymian, Zitrone, Zypresse
Schwindelanfälle
Lavendel, Minze, Rosmarin
Sodbrennen
Fenchel, Melisse, Minze, Rose, Sandelholz, Zitrone

Sonnenbrand
Geranie, Kamille römisch, Lavendel, Rose, Schafgarbe
Stillschwierigkeiten
Anis, Dill, Fenchel, Jasmin, Muskatellersalbei
Stimmverlust
Lavendel, Salbei, Zypresse, Kiefernarten
Sexuelle Übererregtheit
Majoran
Stirnhöhlenentzündung
Siehe Nasennebenhöhlen!
Streß
Siehe beruhigende Öle!

Tripper
Bergamotte, Eukalyptus, Lavendel, Sandelholz, Weihrauch, Zeder
Tuberkulose
Bergamotte, Douglasie, Eukalyptus, Lavendel, Sandelholz, alle Walddüfte
Typhus
Eukalyptus, Lavendel

Vegetatives Nervensystem
* stärkend: Basilikum, Eisenkraut, Salbei, Melisse
* ausgleichend: Basilikum, Benzoe, Eisenkraut, Lavendel, Muskatellersalbei, Schafgarbe, Vanille, Zeder; siehe auch beruhigende Öle!
Verbrennungen
Eukalyptus, Geranie, Kamille, Lavendel, Schafgarbe
Verdauungsfördernd
Anis, Basilikum, Bergamotte, Estragon, Grapefruit, Koriander, Kreuzkümmel, Minze, Muskat, Orange
Verstopfung
Fenchel, Majoran, Meerkiefer, Rose, Rosmarin, Ysop

Warzen
Eukalyptus, Melisse, Tea-Tree, Zitrone

Wasseransammlung
Geranie, Patchouli, Petit Grain, Wacholder, Wiesenkönigin
Wechseljahrbeschwerden
Fenchel, Galbanum, Geranie, Kamille römisch, Muskatellersalbei, Salbei, Schafgarbe, Tonka, Vetiver, Ylang-Ylang
Weiße Blutkörperchen, bildend
Lavendel, Thymian, Zitrone
Wetterfühligkeit
Lavendel, Melisse, Minze
Windpocken
Eukalyptus, Kamille, Minze, Schafgarbe
Wochenbettdepression
Jasmin, Muskatellersalbei, Rose, Sandelholz, Ylang-Ylang
Wundheilung
Siehe Geschwüre!
Würmer
Angelikawurzel, Anis, Bergamotte, Bohnenkraut, Cajeput, Eukalyptus, Fenchel, Kreuzkümmel, Melisse, Minze, Nelke, Santolin, Thymian, Ysop, Zimt

Zahnen bei Kindern
Kamille römisch, Iris
Zahnfleischbluten
Kamille blau, Minze, Salbei, Sandelholz, Schafgarbe, Zypresse
Zahnfleischentzündung
Kamille wild, Myrrhe, Salbei, Sandelholz, Schafgarbe, Styrax
Zahnschmerzen
Basilikum, Cajeput, Kamille römisch, Kampher, Lavendel, Minze, Nelke
Zellulitis
Douglasie, Fenchel, Geranie, Lavendel, Orange, Rosmarin, Schafgarbe, Wacholder, Zitrone, Zypresse
Zuckerkrankheit
Eukalyptus, Geranie, Rosmarin, Wacholder, Zitrone

Ätherische Öle mit Elementen und Noten

Ätherisches Öl	Element	Note	Tierkreis	Planet
Angelikawurzel	Wasser/Erde	Basis	Skorpion	Mars
Anis	Feuer/Wasser	Herz	Waage	Venus
Basilikum	Feuer/Erde	Basis	Skorpion	Mars
Bay	Erde/Feuer	Basis	Schütze	Jupiter
Benzoe	Wasser/Erde	Basis	Stier	Venus
Bergamotte	Luft/Feuer	Kopf	Zwilling	Merkur
Bohnenkraut	Feuer/Erde	Basis	Skorpion	Mars
Cajeput	Luft/Feuer	Kopf	Widder	Mars
Cassia	Feuer/Feuer	Basis	Krebs	Mond
Cistrose	Erde/Feuer	Basis	Skorpion	Mars
Citronella	Luft	Kopf	Zwilling	Merkur
Clementine	Luft/Feuer	Kopf	Waage	Venus
Dill	Luft/Feuer	Kopf/Herz	Schütze	Jupiter
Douglasie	Erde/Luft	Basis/Kopf	Steinbock	Saturn
Eichenmoos	Erde/Wasser	Basis	Stier	Venus
Eisenkraut30%/100%	Luft/Wasser	Kopf	Wassermann	Uranus
Estragon	Erde/Feuer	Basis/Herz	Mars	Pluto
Eukalyptus citr.	Luft/Feuer		Wassermann	Uranus
Eukalyptus glob.	Luft/Feuer		Widder/Wasserm.	Mars/Uranus
Fenchel	Erde/Feuer	Herz	Stier	Venus
Fichtennadel	Erde/Luft	Basis	Jungfrau	Merkur
Galbanum	Erde/Feuer	Basis	Skorpion	Mars/Pluto
Geranie	Wasser/Erde	Herz	Krebs	Mond
Ginster	Wasser/Feuer	Herz	Löwe/Schütze	Sonne/Jup.
Grapefruit	Luft/Luft	Kopf	Zwilling	Merkur
Honigessenz	Erde/Wasser	Herz	Waage	Venus
Immortelle	Erde/Feuer	Basis	Fische	Neptun
Ingwer	Feuer/Feuer	Basis	Widder/Löwe	Mars/So.
Iris	Wasser/Erde/Luft	Herz/Basis	Fische	Neptun
Jasmin	Wassser/Erde	Herz	Krebs	Mond
Kakao	Wasser/Erde	Basis	Wassermann	Uranus
Kamille blau	Wasser/Feuer	Herz	Jungfrau	Merkur
Kamille römisch	Wasser/Feuer	Herz	Krebs	Mond
Kamille wild	Wasser/Feuer	Herz	Krebs	Mond
Kampher	Feuer/Luft	Kopf	Widder/Löwe	Mars/Pluto

Ätherisches Öl	Element	Note	Tierkreis	Planet
Kardamom	Erde/Feuer	Basis	Schütze	Jupiter
Karotte	Erde/Wasser	Basis	Stier	Venus
Koriander	Erde/Feuer	Basis/Herz	Widder	Mars/Pluto
Kreuzkümmel	Erde/Feuer	Basis	Widder	Mars
Lärche	Erde/Luft	Basis	Jungfrau	Merkur
Latschenkiefer	Erde/Luft	Basis	Jungfrau	Merkur
Lavendel hybr.	Luft/Luft	Herz	Jungfrau	Merkur
Lavendel fein	Luft/Luft	Herz	Waage	Merkur
Lavendel extra	Luft/Wasser	Herz	Waage	Merkur
Lemongrass	Luft/Feuer	Kopf	Wassermann	Uranus
Limette	Luft/Erde	Kopf	Zwilling	Merkur
Majoran	Feuer/Luft	Basis	Jungfrau	Steinbock
Mandarine	Luft/Feuer	Kopf	Waage	Venus
Meerkiefer	Erde/Luft	Basis	Steinbock	Saturn
Melisse 30%	Wasser/Feuer	Herz	Waage/Krebs	Venus
Melisse 100%	Wasser/Feuer	Herz	Krebs/Fische	Mond/Jup.
Mimose	Feuer/Wasser	Herz	Schütze-Jupiter	Sonne
Minzspitzen	Luft/Feuer	Kopf	Zwill./Wass.	Merkur/Uran.
Katzenminze	Luft/Feuer	Kopf	Wassermann	Uranus
Spearmint	Luft/Feuer	Kopf	Wassermann	Uranus
Moschuskörner	Erde/Feuer	Basis	Stier/Skorp.	Venus/Mars
Muskatellersalbei	Luft/Feuer	Herz	Fische	Neptun
Muskatnuß	Erde/Feuer	Basis	Löwe	Sonne
Myrrhe	Erde/Luft	Basis	Jungfrau	Merkur
Myrte	Luft/Wasser	Herz	Jungfrau	Merkur
Narde	Erde/Feuer	Basis	Jungfrau	Merkur
Narzisse	Wasser/Erde	Herz	Waage	Venus
Nelke	Erde/Feuer	Basis	Löwe	Sonne
Neroli ital.	Luft/Feuer	Herz	Löwe	Sonne
Neroli marokk.	Luft/Feuer	Herz	Krebs	Mond
Orange	Luft/Feuer	Kopf	Löwe	Sonne
Oregano	Feuer/Erde	Basis	Jungfrau	Merkur
Palmarosa	Wasser	Herz/Kopf	Fische	Neptun
Patchouli	Erde/Wasser	Basis	Stier	Venus
Petit-Grain	Luft/Feuer/Erde	Herz/Basis	Jungfrau	Merkur
Pfeffer	Erde/Feuer	Basis	Widd./Löwe	Mars/Pluto/Sonne
Rose	Wasser/Erde	Herz	Fische	Jupiter
Rosenholz	Erde/Wasser	Basis	Jungfrau	Merkur

Ätherisches Öl	Element	Note	Tierkreis	Planet
Rosmarin	Feuer/Erde	Basis	Widder	Mars
Salbei	Wasser/Feuer	Herz	Jungfrau	Merkur
Sandelholz	Erde/Feuer	Basis	Stier	Venus
Santolin	Feuer/Erde	Basis	Löwe	Sonne
Schafgarbe	Erde/Wasser	Herz/Basis	Krebs	Mond
Schopflavendel	Luft/Wasser	Herz	Waage	Merkur
Speiklavendel	Luft/Feuer	Herz	Waage	Merkur
Styrax	Erde/ etwas Wasser	Basis	Stier	Venus
Tea-Tree	Luft/Feuer/Erde	Basis	Jungfrau	Merkur
Thymian	Feuer/Feuer	Basis	Widd./Löwe	Mars/Pluto/Sonne
Tolu	Erde/Wasser	Basis	Stier	Venus
Tonka	Erde/Wasser	Basis	Krebs	Mond
Tuberose	Wasser/Feuer	Herz	Schütze	Jupiter
Vanille	Wasser/Erde	Herz/Basis	Schütze	Jupiter
Vetiver	Erde/Erde	Basis	Stier	Venus
Wacholder	Feuer/Erde	Basis	Steinbock/Saturn	Mars
Weihrauch	Feuer/Luft	Basis	Steinbock	Saturn
Weißtanne	Erde/Feuer	Basis	Jungfrau	Merkur
Wiesenkönigin	Feuer/Erde	Basis	Steinbock	Saturn
Ylang-Ylang	Wasser/Erde	Herz	Stier/Skorpion	Venus
Ysop	Feuer/Luft	Herz	Jungfrau	Merkur
Zeder	Erde/Feuer	Basis	Jungfrau	Merkur
Zimtblätter	Feuer/Erde	Basis	Schütze	Jupiter
Zimtrinde	Feuer/Erde	Basis	Löwe	Sonne
Zirbelkiefer	Erde/Feuer	Basis	Steinbock	Saturn
Zitrone	Luft /Luft	Kopf	Zwillinge	Merkur
Zypresse	Erde/Feuer	Basis	Steinbock	Saturn

Tabelle ätherischer Öle nach Kopf-Herz-Basisnoten

Kopf

Bergamotte
Cajeput
Citronella
Clementine
Dill
Eisenkraut
Eukalyptus
Grapefruit
Kampher
Lemongrass
Limette
Mandarine
Orange
Zitrone

Herz

Anis
Fenchel
Geranie
Ginster
Honigessenz
Iris
Jasmin
Kamille blau
Kamille röm.
Lavendel
Melisse
Mimose
Muskatellersalbei
Myrte
Narzisse
Palmarosa
Petit Grain
Rose
Salbei
Schafgarbe
Schopflavendel
Speiklavendel
Tuberose
Vanille
Ylang-Ylang
Ysop

Basis

Angelikawurzel
Basilikum
Bay
Benzoe
Bohnenkraut
Cassia
Cistrose
Douglasie
Eichenmoos
Estragon
Fichtennadel
Galbanum
Immortelle
Ingwer
Kakao
Kardamom
Karotte
Koriander
Kreuzkümmel
Lärche
Latschenkiefer
Majoran
Meerkiefer
Moschuskörner
Muskatnuß
Myrrhe
Narde
Nelke
Neroli
Oregano
Patchouli
Pfeffer
Rosenholz
Rosmarin
Sandelholz
Santolin
Styrax
Tea-Tree
Thymian
Tolu
Tonka
Vetiver
Wacholder
Weihrauch
Weißtanne
Wiesenkönigin
Zeder
Zimt
Zirbelkiefer
Zypresse

Bücherliste

Dufterlebnisse
- Susanne Fischer-Rizzi — Joy Verlag

Himmlische Düfte
- Susanne Fischer-Rizzi — Hugendubel Verlag

Poesie der Düfte
- Susanne Fischer-Rizzi — Joy Verlag

Duft und Psyche
- Susanne Fischer-Rizzi — Joy Verlag

Paradies Aromaküche
- Maria u. Thomas Kettenring — Joy Verlag

Primavera - Produktinformation

Das Aromatherapie Heilbuch
- Tisserand — Windpferd, Shangrila Verlag

Aromatherapie
- Heilung durch Duftstoffe — R.B. Tisserand, Bauer Verlag

Die Geheimnisse wohlriechender Essenzen
- Maggie Tisserand — Edition Shangrila

Aromakosmetik
- Jünemann/Tisserand — Windpferd, Shangrila Verlag

Verzaubernde Düfte
- Monika Jünemann — Windpferd Verlag Edition Shangrila

Aromatherapie
- Judith Jackson — Kabel Verlag

Heilerde
- Rose-Marie Nöcker — Heyne Verlag

Die heilende Kraft der Wohlgerüche und Essenzen
- Martin Henglein — Oesch Verlag

Geheimnisse der Aromatherapie
- Margret Maury

Praktische Aromatherapie
- Shirley Price — Urania Verlag

Adresse:

Forum Essenzia, Verein für Förderung, Schutz und Verbreitung der Aromatherapie und Aromapflege e.V.
8961 Moosbach-Sulzberg, Panoramastr. 17